T0234982

Best of Pflege

Mit „Best of Pflege" zeichnet Springer die besten Masterarbeiten und Dissertationen aus dem Bereich Pflege aus. Inhalte aus den etablierten Bereichen der Pflegewissenschaft, Pflegepädagogik, Pflegemanagement oder aus neuen Studienfeldern wie Health Care oder Ambient Assisted Living finden hier eine geeignete Plattform. Die mit Bestnote ausgezeichneten Arbeiten wurden durch Gutachter empfohlen und behandeln aktuelle Themen rund um den Bereich Pflege.

Die Reihe wendet sich an Praktiker und Wissenschaftler gleichermaßen und soll insbesondere auch Nachwuchswissenschaftlern Orientierung geben.

Markus Hieber

Das transformationale Führungsstilmodell

Historische Entwicklung und heutige Anwendbarkeit

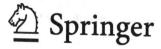 Springer

Markus Hieber
Berlin, Deutschland

Diplomarbeit, Hamburger Fernhochschule, Hamburg 2015

Best of Pflege
ISBN 978-3-658-11469-5   ISBN 978-3-658-11470-1 (eBook)
DOI 10.1007/978-3-658-11470-1

Die Deutsche Nationalbibliothek verzeichnet diese Publikation in der Deutschen Nationalbi-
bliografie; detaillierte bibliografische Daten sind im Internet über http://dnb.d-nb.de abrufbar.

Springer
© Springer Fachmedien Wiesbaden 2016

Gedruckt auf säurefreiem und chlorfrei gebleichtem Papier

Springer Fachmedien Wiesbaden ist Teil der Fachverlagsgruppe Springer Science+Business Media
(www.springer.com)

Geleitwort

Die Hamburger Fernhochschule (HFH) bietet berufsbezogene Studiengänge in den Bereichen Gesundheit & Pflege, Wirtschaft & Recht sowie Technik an. Ein Fernstudium bedeutet, dass die Studierenden sich vor allem Wissen aus den fachlich hochwertigen Studienheften und ergänzender Literatur aneignen, aber auch in Präsenzveranstaltungen an über 50 Studienzentren in Deutschland, Österreich und der Schweiz ihre Kenntnisse vertiefen können. Der Bologna-Prozess zur Vereinheitlichung der Hochschulabschlüsse in Europa gestattete den Hochschulen und Universitäten Übergangsfristen; die HFH bot daher den Diplomstudiengang Pflegemanagement wegen seiner Beliebtheit noch lange an, während andere Hochschulen und Universitäten schon breitflächig auf Bachelor- und Masterstudiengänge umgestiegen waren. Und so startete die HFH den Diplomstudiengang Pflegemanagement letztmalig im Januar 2011. Bis 2016 ist es möglich, die Prüfungen in diesem Studiengang abzulegen. Inzwischen ist an der HFH der Diplomstudiengang Pflegemanagement durch die konsekutiven Studiengänge Pflegemanagement (B.A.) und Management von Organisationen und Personal im Gesundheitswesen, Master of Arts (M.A.) ersetzt worden.

Ich selbst bin als Diplom-Pädagoge seit Jahrzehnten in der Erwachsenenbildung aktiv und als Dozent bei Präsenzveranstaltungen der Hamburger Fernhochschule tätig; zudem biete ich Workshops und Seminare zu diversen Themen an. Die vorliegende, von mir als Erstgutachter betreute Diplomarbeit wendet sich dem Thema Führung zu. In meinen Lehrveranstaltungen und Workshops wurde mir bewusst, wie schwierig die Führungsaufgabe in der Pflege ist, da die Führenden tagtäglich mit neuen Herausforderungen konfrontiert werden. Hier ergibt sich Lernbedarf nicht nur für die neuen Führungskräfte, sondern auch für Personen, die schon viele Erfahrungen in der Führung sammeln konnten.

Die vorliegende Theorie- bzw. Literaturarbeit unterzieht das in den letzten Jahren immer populärer werdende transformationale bzw. charismatische Führungsstilmodell einer kritischen Prüfung. Das transformationale Führungsstilmodell wird vom Autor historisch hergeleitet, differenziert dargestellt und dann ausgiebig diskutiert. Im sechsten Kapitel erfolgt eine Prüfung, inwieweit der transformationale Führungsstil in Pflegeeinrichtungen Anwendung finden kann.

Wie ich auch schon im Gutachten zur Diplomarbeit hervorhob, hat der Autor eine bemerkenswert gute Diplomarbeit vorgelegt. Die Arbeit ist gut strukturiert und mit

Tiefgang erarbeitet; die zum Teil sehr anspruchsvollen Quellen wurden sorgfältig ausgewertet. Die wissenschaftlichen Kriterien und inhaltlichen Anforderungen an eine Diplomarbeit werden gut erfüllt.

Ph.Dr. Frank Marks, Erstgutachter

Inhaltsverzeichnis

Tabellenverzeichnis

Abbildungsverzeichnis

Abkürzungsverzeichnis

Abkürzung	*Bedeutung*
4 I's	die vier Techniken der transformationalen Führung
Abb.	Abbildung
AG	Aktiengesellschaft
aktual.	aktualisierte
Aufl.	Auflage
AZ	Arbeitszufriedenheit
BZÖ	Bündnis Zukunft Österreich
bearb.	bearbeitete
bzw.	beziehungsweise
CEO	Chief Executive Officer = geschäftsführendes Vorstandsmitglied
d. h.	das heißt
DBfK	Deutscher Berufsverband für Pflegeberufe
Dip	Diplomarbeit
Dipl.-Päd.	Diplom-Pädagoge
Dr.	Doktor
Effec	Effektivness
Enron	Abkürzung für „EnterOn" (ehemaliger Energiekonzern in den USA)
Epis.	Episode
ePub	electronic publication
erw.	erweiterte
et al.	*et alii* (Maskulinum), *et aliae* (Femininum) oder *et alia* (Neutrum) = und andere
etc.	et cetera = und so weiter
e. V.	eingetragener Verein
ExEff	Extra Effort
f.	folgende Seite
ff.	folgende Seiten
FPÖ	Freiheitliche Partei Österreichs
Hrsg.	Herausgeber
http	Hypertext Transfer Protocol
II	Idealized Influence = idealisierte Einflussnahme

Abkürzung	Bedeutung
IC	Individualized Consideration = Individuelle Wertschätzung
IIa	Idealized Influence Attributed = zugeschriebene idealisierte Einflussnahme (= Charisma)
IIb	Idealized Influence Behavior = idealisierte Einflussnahme im Verhalten (= Visionen etc.)
IM	Inspirational Motivation = Inspirierende Motivierung
insb.	insbesondere
IS	Intellectual Stimulation = Intellektuelle Anregung
Jr.	Junior
Kap.	Kapitel
KFZ	Kraftfahrzeug
M. A.	Magister Artium
MLQ	Multifactor Leadership Questionnaire
n. Chr.	nach Christus
Nachdr.	Nachdruck
N. N.	Nomen nominandum = lateinisch für „noch zu nennender Name"
Nr.	Nummer
NS-Staat	nationalsozialistischer Staat
NSDAP	Nationalsozialistische Deutsche Arbeiterpartei
o. S.	ohne Seitenzahl
passim	lateinisch für „überall"
PDL	Pflegedienstleitung
Ph. D.	englisch „Doctor of Philosophy", neulateinisch „philosophiae doctor"
PM	Pflegemanagement
Prof.	Professor
RBS	The Royal Bank Of Scotland
Sat	Satisfaction
sic!	„wirklich so"
S.	Seiten
Tab.	Tabelle
u. a.	unter anderem
überarb.	überarbeitete

Abkürzung	*Bedeutung*
unveränd.	unveränderter
u.v.m.	und vieles mehr
UFA	Universum Film AG
UFO	Unidentified Flying Object = unidentifiziertes fliegendes Objekt
US	United States
USA	United States of America = Vereinigte Staaten von Amerika
v. a.	vor allem
vgl.	vergleiche
vollst.	vollständig
ZAG SL/WBL	Zentrale Arbeitsgruppe Stations- und Wohnbereichsleitungen
z. B.	zum Beispiel
zit.	zitiert

1 Fragen, Ziele, Methode

Die beiden smarten CEOs stehen auf der Bühne, sprechen an einem Stehpult in ein Mikro und einen Moment lang wirken die beiden wie Conférenciers in einer Las Vegas-Show. Die Männer haben etwas Großes zu verkünden und ein Teil ihrer Mitarbeiterschaft wartet gespannt, was nun geschehen wird. Der Top-Manager Ken Lay des Energiekonzerns *Enron* entrollt ein riesiges Transparent, auf dem mit großen Lettern allerdings nur ein einziger Satz geschrieben steht: „Our Vision: From the world's leading energy company – to the worlds leading company". Ein ergriffenes Raunen geht durch den Saal, hier und da ist ein Juchzen zu hören (vgl. Gibney 2005). Die Enron-Manager Ken Lay und Andrew Skilling präsentieren hier eine ganz einfache Botschaft, bringen damit aber eine sehr große Begeisterung hervor: Von „Führung mit Visionen" ist hier die Rede.

Vorgesetzte mit „Visionen" versuchen, ihre Mitarbeiter/innen zu motivieren, mehr als bisher zu leisten. Die Ziele einer Erhöhung der Mitarbeitermotivation können die Umsatz- und Gewinnsteigerung des Betriebs oder die Expansion des Unternehmens sein. Die Arbeitnehmer/innen interessiert indes mehr, welcher Chef ihre Arbeitszufriedenheit am meisten steigert. Für angehende und junge Vorgesetzte stellt sich die Frage, in welchem Stil sie am besten ihre Mitarbeiter/innen führen. „Führungsstil" wird hier aufgefasst als eine Kontinuität im Handeln des Führenden, bei dem ungeachtet der Spezifität der Situationen und der Individualität der beteiligten Personen zuverlässig immer wieder auf die gleiche Art und Weise gehandelt wird.

Die allgemeine Führungsstiltheorie wird als überholt angesehen, weil „keine methodisch gesicherten Aussagen zur generellen Überlegenheit eines bestimmten Führungsstils hinsichtlich der Erfolgswirksamkeit gemacht werden können" (Blessin, Wick 2014: 126). Eine Führungsperson wird von verschiedenen Mitarbeiter/innen ganz unterschiedlich bewertet (vgl. Blessin, Wick 2014: 123) und die Beurteilung des Führenden hängt stark vom subjektiven Standpunkt des Beurteilenden ab (vgl. Blessin, Wick 2014: 124). Die Führungsstiltheorien nehmen ein Kontinuum im Verhalten der Führungsperson an (und selbst das kann man schon anzweifeln), obwohl die Situationen und Personen, mit denen sich eine Führungsperson auseinandersetzen muss, zu disparat sind, als dass sich derselbe Führungsstil immer wieder bewähren könnte (vgl. Blessin, Wick 2014: 127).

Dennoch hält sich die Führungsstiltheorie hartnäckig, z. B. in Form des transformationalen Führungsstilmodells. Obwohl Burns bereits 1978 den Begriff „transforming Leadership" in seinem Buch „Leadership" verwandte und Bass die Begriffe „transactional leadership" und „transformational leadership" spätestens ab 1985 benutzte, einer der Begriffe also mindestens seit 36 Jahren verwendet wird, so ist das transformationale Führungsstilmodell auch gegenwärtig noch sehr populär. Zahlreiche Publikationen wenden sich ihm zu (vgl. Díaz-Sáenz 2011: 299; Tourish 2013: 20)[1]; häufig wurde dieses Modell in den letzten zehn Jahren in studentischen Haus-, Seminar- und Abschlussarbeiten sowie Dissertationen thematisiert (vgl. Berndt 2004; Block 2010; Dorn 2011; Ebers 2004; Fojcik 2008; Goll 2007; Grunau 2006; Hillenkötter 2008; Karipidis 2011; Kilian 2013; Klang 2011; Mersch 2004; Schiffmann 2009; Schwarz 2005; Schwartz 2006; Sehm 2009; Wirth 2007). Alle einschlägigen deutschsprachigen Lehrbücher zum Thema Führung wenden sich dem transformationalen Führungsstilmodell mehr oder weniger ausführlich zu (vgl. Blessin, Wick 2014: 113 ff.; Neuberger 2002: 142 ff.; Rosenstiel 2001: 334 f.; Staehle et al. 1999: 363 f. u. 866 f.; Wunderer, Dick 2003: 277 ff.). Auch in die Ratgeberliteratur zur Führung in der Pflege hat es das transformationale Führungsmodell geschafft (vgl. Tewes 2011: 45).[2]

In Kap. 1.1 wird die Fragestellung der vorliegenden Untersuchung dargestellt und ihre Ziele genannt; in Kap. 1.2 wird erklärt, warum die Methode der Literaturstudie gewählt wurde; in Kap. 1.3 wird die Literaturrecherche beschrieben; in Kap. 1.4 aufgezeigt, auf welche Überlegungen in dieser Diplomarbeit aus Platzgründen verzichtet wurde.

1.1 Entwicklung der Fragestellung und Beweisziele

Oberflächlich betrachtet klingt schon alleine die Bezeichnung „transformationale Führung" interessant und innovativ; dazu kommt das Modell aus den USA, einem Land, das in betriebswirtschaftlichen Fragen die Nase vorn zu haben scheint. Man erwartet bei einer solch „schillernden" Bezeichnung und bei einer solch häufigen Thematisierung in der Literatur ein Modell, das bisherige Modelle in den Schatten stellt. Block behauptet in ihrer im Fach Erziehungswissenschaft verfassten Hausarbeit „Transformationale Führung: Möglichkeiten und Grenzen", dass das transformationale Führungsstilmodell, sogar noch nach Abwägung der Pro- und Kontra-Argumente, „ei-

---

[1] „For the past 30 years transformational leadership has been the single most studied and debated idea within the field of leadership studies. From 2000 to 2010 an impressive total of 476 articles looking into transformational leadership were listed in SCOPUS Database." (Díaz-Sáenz 2011: 299) „As an indicator of its popularity, I entered the term „transformational leadership" into Google Scholar in mid-2012. It reported over 82,000 hits. A search of Amazon.co.uk at the same time found over 4,600 books with `transformational leadership' somewhere in their title." (Tourish 2013: 20)

[2] Tewes schreibt aber eigenartiger Weise von „transformaler Führung" (Tewes 2011: 45), obwohl in der von ihr zitierten Quelle, einem Artikel von Thyer im „Journal of Nursing Management", von „transformational leadership" die Rede ist (Thyer 2003: 73).

nen hohen Erfolg verspricht" (Block 2010: 16). Das transformationale Führungsmodell verspricht in der Tat sehr vieles; der Führende kann dank seines Charismas seine Mitarbeiter/innen nicht nur geistig anregen, sondern auch emotional berühren; er geht mit dem guten Beispiel voran und geht auf die Bedürfnisse seiner Mitarbeiter/innen ein; das führt dazu, dass die Mitarbeiter/innen mehr leisten, als überhaupt je von ihnen erwartet wurde. Dabei sind die Geführten auch noch zufrieden. Aber schon diese kurze Darstellung lässt erste skeptische Fragen aufkommen. Charisma als Führungseigenschaft ist schon von Rudolph Sohm, Max Weber und vielen anderen beschrieben worden; insofern ist die Idee schon mal nicht innovativ. Dann aber holt Max Weber in seiner soziologischen Beschreibung der Herrschaft historisch weit aus und wir erfahren, dass die charismatische Führung aus einem voraufklärerischen Zeitalter stammt. Darüberhinaus ergibt sich bereits hier der Verdacht, dass es sich um einen manipulativen Führungsstil handelt, der leicht außer Kontrolle geraten kann und der Mißbrauch Tor und Türen öffnet. So kann es nicht ausbleiben, dass sich in die anfängliche Begeisterung für dieses Modell allmählich Skepsis mischt.

Die vorliegende Diplomarbeit soll die Geltung des transformationalen Führungsstilmodells überprüfen. Es ergeben sich folgende Fragen:

1. Was sind die Kernaussagen des transformationalen Führungsstilmodells?
2. Wie ordnet sich das transformationale Führungsstilmodell in den Kanon der Führungsstiltheorien- und modelle ein?
3. Auf welchen Ursprüngen beruht das transformationale Führungsstilmodell und wie wurde es weitergeführt und verändert?
4. Wieso wird ein Führungsmodell, das eine voraufklärerische Herrschaftsform beschreibt, seit den 70er Jahren wieder aufgegriffen und wieso erlebt es heutzutage so einen Boom?
5. Welche Pro- und Kontra-Argumente lassen sich für das transformationale Führungsstilmodell anführen und welches Fazit kann aus dieser Diskussion gezogen werden?

Soweit zum allgemeinen Teil. Dies ist aber eine Diplomarbeit im Studiengang *Pflegemanagement* und daher interessiert besonders, inwieweit das transformationale Führungsmodell für Pflegeeinrichtungen relevant ist. So ergibt sich folgende ganz konkrete Frage:

6. Ist das transformationale Führungsstilmodell von leitenden Personen in Pflegeeinrichtungen anwendbar?

Das Ziel der vorliegenden Untersuchung ist es, zu einer fundierten Einschätzung der Qualität des transformationalen Führungsstilmodells zu gelangen.

1.2 Zur Methode der Literaturstudie

Wieso wurde die Methode der Literaturstudie und nicht eine empirische Methode (quantitativ oder qualitativ) gewählt? Auch Studierende und Promovierende haben für ihre Arbeiten über das transformationale Führungsstilmodell gelegentlich empirische Studien durchgeführt, um seine Gültigkeit zu überprüfen (Grunau 2006, Karipides 2011, Kilian 2013, Sehm 2009, Wirth 2007). Eine solche Studie setzt aber voraus, dass bereits ein Modell vorliegt, das in sich widerspruchsfrei ist und dessen Thesen einer kritischen Prüfung überhaupt standhalten. Doch in keinem der oben genannten einschlägigen Lehrbüchern zum Thema Führung mit Ausnahme des Buches von Lutz von Rosenstiel wird das transformationale Führungsstilmodell positiv gewürdigt; die Kritik überwiegt. Bevor man also Zeit und Energie verschwendet, um ein möglicherweise unschlüssiges, widersprüchliches oder fragwürdiges Modell ein weiteres mal empirisch zu überprüfen, vielleicht noch mit einem nicht-validen Fragebogen, muss erst mal die Diskussion zu diesem Modell aufbereitet werden; es wird vieles für und gegen das transformationale Modell an Argumenten aufgeführt; diese Argumente sind zu strukturieren und zu gewichten.

1.3 Literaturrecherche

Die Lemma „Führungspsychologie" und „Führungsstil" in der Internetenzyklopädie „Wikipedia" liefern einen Überblick, welche Theorien in der Führungsforschung diskutiert werden.[3] Das systemische und das transformationale Führungsstilmodell sta-

---

[3] Um das eigentliche Thema der transformationalen Führung nicht aus den Augen zu verlieren, erfolgt hier zur Frage, inwieweit Wikipedia wissenschaftlichen Ansprüchen genügt, nur ein kleiner Exkurs. Die Nutzung von Wikipedia für wissenschaftliche Zwecke wird kontrovers diskutiert. Es wird z. B. die Ansicht vertreten, dass Wikipedia nicht zitierfähig sei, da jeder Nutzer einen Beitrag verfassen oder umändern kann, also auch unhaltbare Behauptungen einfügen könne. Diese Auffassung wird auch dann noch aufrecht erhalten, obwohl bekannt sein dürfte, dass das Kollektiv der Wikipedia-Autor/innen und –Nutzer/innen über jeden neuen Eintrag in das gemeinschaftliche Werk wacht und einige der Einfügungen und Einträge zur Diskussion stellt, wenn nicht sogar die Löschung der Einträge beantragt, wenn die Einträge nicht stimmig oder irrelevant sind. Um herauszufinden, inwieweit die Wikipedia für den/die Historiker/in nützlich ist, veranstaltete der Historiker Peter Haber an der Universität Wien ein Forschungsseminar mit dem Titel „Wikipedia und die Geschichtswissenschaften" (Haber 2010: 2). Die Kritik an der Wikipedia, dass man sich auf das Prinzip Selbstkontrolle der Nutzer nicht verlassen könne, ist nicht haltbar. Haber und sein Team „haben nur kleinere Schnitzer entdeckt, wie sie sich in jedem Buch und jeder Enzyklopädie finden". Indes ist die selbst von Wikipedia-Skeptikern geäußerte Behauptung, dass Wikipedia dazu diene, sich „einen ersten Überblick über ein komplexes Thema zu verschaffen" (Haber 2010: 3), problematisch, da die Lemmas gelegentlich wu-

chen hierbei heraus. Beim Internetversandhandel „Amazon" konnten dann pflegerele-
vante Studien zu diesen Führungsmodellen gefunden werden. Ein erster Entwurf für
die Diplomarbeit, bei der die systemische mit der transformationalen Führung verglichen worden wäre, stellte sich als zu umfassend heraus; so legte der Autor den Fokus
auf die Analyse des transformationalen Führungsstilmodells. Die Studie von Kilian
über transformationale Führung in der Pflege führte zu Literatur von den Urhebern des
transformationalen Führungsstilmodells. Der „GRIN Verlag" hat im Internet auf verschiedenen Websites Haus- und Abschlussarbeiten von Studierenden veröffentlicht,
die wiederum auf Grundlagenwerke zum Thema Führung und auf einige interessante
Fachartikel aufmerksam machten. Dort fanden sich dann wiederum Verweise auf andere Fachliteratur. Grundlage für das sechste Kapitel, in dem es um transformationale
Führung in Pflegeeinrichtungen geht, sind zahlreiche Artikel über Führung aus Pflegefachzeitschriften aus dem persönlichen Archiv des Autors, insb. aus „Heilberufe" und
„Die Schwester/Der Pfleger".

1.4 Was in dieser Diplomarbeit fehlt

Die Hamburger Fernhochschule hat einen Umfang von 60 Seiten für die Diplomarbeit vorgegeben; daher konnten einige interessante Theorien und Überlegungen in der
vorliegenden Diplomarbeit nicht berücksichtigt werden. Es ist also keineswegs Igno-
ranz, die zum Ausschluss der folgenden Theorien und Argumente führte: Bei der Vorstellung der neocharismatischen Führungstheorie wurden die Konzepte von Downton,
House, Tichy & Devanna, Bennis & Nanus, Conger & Kanungo und Steyrer außen vor
gelassen. Bei der Kritik der neocharismatischen Führungstheorie wurde auf die Einwände, transformationale Führung führe zu ideologischem Totalitarismus, der mit Gehirnwäsche durchgesetzt wird, und transformational geführte Unternehmen seien religiösen Sekten ähnlich, verzichtet - nicht nur aus Platzgründen, sondern weil diese
Einwände auch nicht unproblematisch sind.

---

chern und von mehreren Autoren verfasst werden. Die zahlreichen Fakten in manchen Einträgen seien
zwar richtig, doch fehle der Zusammenhang (vgl. Haber 2010: 3). „Ohne Vorwissen ist man da verloren." (Haber 2010: 3) Qualitätsindikator eines Textes ist die Anzahl der Korrekturen (vgl. Haber 2010:
4). Anhand der Metadaten kann sich der Leser/die Leserin dazu die Versionsgeschichte eines Wikipe-
dia-Lemmas ansehen (vgl. Haber 2010: 4). Auf der Diskussionsseite wird man auf die heiklen Punkte
in einem Wikipediaeintrag aufmerksam gemacht (vgl. Haber: 2010: 4).

2 Grundlagen: Klärung wichtiger Begriffe und Verortung des transformationalen Führungsstil-Modells in einem größeren Kontext

Dieses Kapitel dient zur groben Orientierung: die wichtigsten Begriffe aus der Diskussion über das transformationale Führungsstilmodell werden hier nur kurz definiert, wobei der Definition der Grundbegriffe nicht so viel Platz eingeräumt werden kann wie z. B. bei Blessin und Wick, die schon alleine der Definition des Führungsbegriffs 20 Seiten widmen. Zur begrifflichen Klarstellung gehört aber auch, wie in Kap. 2.2 begründet wird, dass hier die Begriffe „charismatische" und „transformationale Führung" synonym verwendet werden. In Kap. 2.3 wird das transformationale Führungsstilmodell in den Kanon der Führungsstilmodelle eingeordnet.

2.1 Definition der Grundbegriffe

Führung: Blessin und Wick definieren „Führung" in ihrem Standardwerk zur Führung „Führen und führen lassen" dezidiert „handlungstheoretisch"[4] (in Abgrenzung z. B. gegenüber einer psychoanalytischen Definition): „Personelle Führung ist legitime Einflussnahme auf das Handeln von Geführten in schlecht strukturierten Situationen mit Hilfe von und in Differenz zu anderen Einflüssen." (Blessin, Wick 2014: 41) Diese Definition ist deswegen so bestechend, weil sie berücksichtigt, dass das Handeln der Geführten nicht alleine von den Führungspersonen abhängt und in vielen Situationen die Mitarbeiter/innen durch Fachwissen, Routine und Berufskompetenz schon wissen, wie sie zu handeln haben, ohne dass ihnen ein Chef dieses bis ins kleinste Detail zu erklären bräuchte. Welche Ergebnisse nun diese Einflussnahme auf das Handeln von Geführten hervorbringt, hängt, so wird vielfach in der Führungsforschung behauptet, vom Führungsstil des Führenden ab.

Führungsstil: Als Führungsstil wird ein „bestimmtes Muster von Verhaltensweisen" aufgefasst, dass den „Erfolg garantiert" und dass „der Führungskraft allein zugerechnet wird" (Blessin, Wick 2014: 42).

Transformationale Führung: Der transformational Führende arbeitet an der Organisationsentwicklung, gestaltet also den Betrieb um. Um dies zu erreichen, trifft er aber nicht nur organisatorische Entscheidungen, wie z. B. Rationalisierungen oder Maßnahmen zur Verbesserung der Qualität, sondern er verändert auch die Einstellung und Arbeitsweise der Mitarbeiter/innen, so dass sie von mediokren zu überdurchschnittlichen Leistungen geführt werden. Eine eingehendere Definition der transformationalen Führung findet sich im 4. Kapitel.

---

[4] Im Sinne von bewußtem, d. h. intendiertem Handeln.

2.2 Transformationale und charismatische Führung

Die Begriffe „transformationale Führung" und „charismatische Führung" werden mal mit unterschiedlicher Bedeutung, mal synonym verwendet (vgl. Hanft 1994: 42) Hillenkötter behauptet, dass das transformationale Führungsstilmodell „keine Erweiterung der von Weber entworfenen Theorie der charismatischen Herrschaft" sei, „sondern vielmehr nur ein Teil dieser Theorie", da „negativ besetzte, gefährlich klingende Bereiche (Verführung, Unterdrückung, Setzen von Feindbildern etc.) (...) ausgeblendet" würden und „Aspekte, die in der modernen Gesellschaft nicht mehr wegzudenken sind – wie Selbstentfaltung, Selbstverwirklichung, Weiterentwicklung etc." (Hillenkötter 2008: 15) hervorgehoben würden. Der Gesamtkonzeption Webers, die alle Ausprägungen von Führung, also negative und positive, umfassen würde, werde das transformationale Führungsstilmodell nicht gerecht (vgl. Hillenkötter 2008: 15).

Doch scheinen diese Unterschiede nach Ansicht anderer Autor/innen marginal zu sein. Hauser schreibt hierzu: „Trotz der häufig angeführten konzeptionellen und statistischen Unterschiede zwischen transformationaler und charismatischer Führung darf man sich nicht darüber hinwegtäuschen lassen, daß die transformationale Führung nahezu identisch mit der Theorie sozialer charismatischer Führung ist (...)" (vgl. Howell 1988, zit. nach Hauser 1999: 1005) House ordnet sogar das visionäre Führungsstilmodell in diese Gruppe von Führungsstilmodellen mit ein (vgl. House, Shamir 1995: 878).

Im Folgenden werden daher die Begriffe „transformationale Führung" und „charismatische Führung" synonym gebraucht, weil sie in der Fachliteratur weitgehend gleichbedeutend verwendet werden.

2.3 Einteilung der Führungsstiltheorien nach Liebel und Einordnung des transformationalen Führungsstilmodells

Wie lässt sich das transformationale Führungsmodell in die große Anzahl von Führungsstilmodellen einordnen? Liebel unterscheidet bei den Führungsstilmodellen folgende vier „Ansätze" grundsätzlich:

1. *eigenschaftsorientierter Ansatz:* Grundlage für Führung sind persönliche Merkmale einer Führungsperson wie z. B. intellektuelle Leistungsfähigkeit oder Anpassungsvermögen (Liebel 1978: 21).

2. *situationstheoretischer Ansatz:* Der Aufstieg von einer Person zum Führer „wird von der sozialen Situation abhängig gesehen" (Liebel 1978, 21). Sowohl

die Gruppe, als auch der Einzelne, der „in irgendeiner Weise zum Erreichen der Gruppenziele beiträgt" (Liebel 1978: 22), nehmen Führungsfunktionen wahr.

3. *Interaktionstheorie:* Eine Synthese des eigenschafts- und des situationstheoretischen Ansatzes, die verschiedene für die Führung relevante Faktoren berücksichtigt (Liebel 1978: 22).

4. *Führungsverhalten:* „Beschreibung und Klassifikation der unterschiedlichen Formen des Führungsverhaltens" und die „Analyse ihres Einflusses auf die Arbeitsgruppen" (Liebel 1978: 23).

Blessin und Wick benutzen ähnliche Kategorien wie Liebel, beschreiben sie ausführlicher und ergänzen sie um weitere Kategorien, die für diesen Zusammenhang aber nicht relevant sind. Sie ordnen das transformationale Führungsstilmodell dem verhaltenstheoretischem Ansatz zu, da die „Vertreter des Ansatzes nicht explizit die unveränderlichen Eigenschaften der transformational wirkenden Führungskraft bemühen" (Blessin, Wick 2014: 121). Warum aber Blessin und Wick das sinnähnliche charismatische Führungsstilmodell als Eigenschaftstheorie klassifizieren, bleibt ihr Geheimnis. Überhaupt scheint die Trennung zwischen Verhalten und Eigenschaften künstlich zu sein, da bestimmte „Charaktereigenschaften" sich auch im Verhalten widerspiegeln. Wer z. B. geizig ist, spendiert nicht gerne seinen Mitarbeitern ein Weihnachtsessen.

3 Herkunft des transformationalen Führungsstilmodells

In diesem Kapitel wird in groben Zügen die Herkunft des transformationalen Führungsstilmodells dargestellt, wobei der Fokus auf den von Max Weber geprägten Charismabegriff gelegt wird. Andere Herkunftslinien, z. B. Bassens Auseinandersetzung
mit dem „path-goal model of leadership" (Bass 1985: 5) oder Vrooms „expectancy
theory" (Bass 1985: 8) bzw. „Erwartungs-mal-Wert-Theorie" (Bass 1986: 20) können
hier aus Platzgründen nicht weiter verfolgt werden.

Das transformationale Führungsstilmodell, das die Vorgesetzten einer Organisation
zu heldenhaften, charismatischen Leuchtfiguren erhebt, seine Mitarbeiter/innen hingegen als begeisterte, eifrige und hochmotivierte Anhänger/innen darstellt, hat seine ursprünglichen Wurzeln in einem Buch über die Geschichte des Kirchenrechts des deutschen Rechtshistorikers und Kirchenrechtlers Rudolph Sohm aus dem 19. Jahrhundert
(vgl. Bass 1986: 53).[5] Bei Sohm ist das Charisma noch eine Gnadengabe, die ein
Mensch als Geschenk Gottes erhält und nicht mit den Eigenschaften der beschenkten
Person in Zusammenhang steht, sich also auch nicht erzeugen oder herbeiführen lässt.
Max Weber greift den Charisma-Begriff von Sohm auf, säkularisiert ihn jedoch; Charisma wird somit zu einer Zuschreibung der Anhänger zum Führenden. Der US-
Soziologe Talcott Parsons, der auch Bücher von Max Weber ins Englische übersetzt
hat und sich in seinen Werken auf Weber bezog, ist - neben den deutschen Wissen-
schaftlern, die während der Nazizeit in den USA Exil fanden - für die Verbreitung der
Ideen Webers in den USA mitverantwortlich (vgl. Etzersdorfer 2010: 266). So konnte
also auch der amerikanische Politologe und Historiker James McGregor Burns mit
Webers Ideen (mehr oder minder) in Berührung kommen. Burns griff das Charisma-
konzept von Weber auf, wandelte aber die Bezeichnung „charismatische Herrschaft"
in „transforming leadership" um, da er den Charismabegriff verbraucht fand. Burns
stellte in seiner berühmten Studie „Leadership" aus dem Jahr 1978 den Begriff des
„transforming leadership" dem Begriff der transaktionalen Führung gegenüber (Burns
1978: passim), den schon Downton in seinem 1973 erschienen Werk „Rebel Leadership" verwandte, bezog sich dabei aber nicht ausdrücklich auf Downton. Fraglich
ist, ob Burns überhaupt Downtons Studie kannte. Abgerundet wird das dritte Kapitel
durch eine Beantwortung der Frage, wieso das charismatische Führungsstilmodell ab
Ende der 60er Jahre des 20. Jahrhunderts eine Renaissance erlebte (Kap. 3.4).

---

[5] Fälschlicherweise wurde Rudolph Sohm von Bass als „Rudolph Sohn" bezeichnet (Bass 1985: 35).
In der Übersetzung von Eva Üblein und H. D. Thierbach wurde er dann zu „Rudolf Sohn" (Bass 1986:
53, 277). Das spricht weder für eine gründliche Quellenstudie von Bass, noch für eine quellenkritische
Übersetzung von Üblein und Thierbach.

3.1 Charisma im Urchristentum nach Sohm

Sohm unternahm es, das moderne Kirchenrecht aus der Kirchengeschichte heraus abzuleiten (vgl. Sohm 1892: VII), und zwar aus der Organisation der urchristlichen „Ekklesia", also dem „Volk Christi" (Sohm 1982: X). Dazu sei aber die Quellenlage unklar, insbesondere was die Datierung der Quellen betrifft (vgl. Sohm 1892: VIII). Die Urkirche im 1. Jahrhundert n. Chr. sei weder nach dem Vorbild der heidnischen Vereine im Römerreich, noch nach der jüdischen Synagogenverfassung (vgl. Sohm 1892: 8) organisiert gewesen, sondern durch die Gnadengaben Gottes: „Die Christenheit ist organisiert durch die Verteilung der Gnadengaben (Charismen), welche die einzelnen Christen zu verschiedener Thätigkeit in der Christenheit zugleich befähigt und beruft. Das Charisma ist von Gott." (Sohm 1892: 26). Als Beleg hierfür greift Sohm auf den Römerbrief des Apostel Paulus zurück: „καθάπερ γὰρ ἐν ἑνὶ σώματι πολλὰ μέλη ἔχομεν, τὰ δὲ μέλη πάντα οὐ τὴν αὐτὴν ἔχει πρᾶξιν, οὕτως οἱ πολλοὶ ἓν σῶμά ἐσμεν ἐν Χριστῷ, τὸ δὲ καθ' εἷς ἀλλήλων μέλη. ἔχοντες δὲ χαρίσματα κατὰ τὴν χάριν τὴν δοθεῖσαν ἡμῖν διάφορα, εἴτε προφητείαν κατὰ τὴν ἀναλογίαν τῆς πίστεως, εἴτε διακονίαν ἐν τῇ διακονίᾳ, εἴτε ὁ διδάσκων ἐν τῇ διδασκαλίᾳ, 8εἴτε ὁ παρακαλῶν ἐν τῇ παρακλήσει· ὁ μεταδιδοὺς ἐν ἁπλότητι, ὁ προϊστάμενος ἐν σπουδῇ, ὁ ἐλεῶν ἐν ἱλαρότητι." (Paulus [Saul von Tarsus ca. 56 n. Chr.[6]]/2011: 646)[7]

Gott hat die Gnade auf die Individuen unterschiedlich verteilt, also eine Aufgabenteilung in der Ekklesia herbeigeführt, und dabei auch bestimmt, wer die Führung übernimmt: „Auch die Regierung in der Christenheit ist Regierung kraft Charismas, kraft eines von Gott gegebenen Berufs zum Regiment." (Sohm 1892: 27) Denn obwohl „jeder wahre Christ" „charismatisch begabt" und „damit zur Thätigkeit[8] in der Kirche berufen" (Sohm 1892: 28) sei, so treten aber „unter den Christen (...) solche hervor, (...) denen der Geist Gottes in besonderem Maß gegeben worden ist." (Sohm 1892:

---

[6] Zum Namen und Herkunft von Paulus vgl. Bruhns 2014: 81, zur ungefähren Datierung des Römerbriefes vgl. Theobald 2004: 612.

[7] „Denn gleicher weise als wir in einem Leibe viel Glieder haben / aber alle glieder nicht einerley geschefft haben / Also sind wir viele ein Leib inn Christo / Aber vnternander ist einer des andern glied / vnd haben mancherley gaben / nach der gnade / die vns gegeben ist. Hat jmand weissagung / so sey sie dem glauben ehnlich. Hat jemand ein Ampt / so warte er des ampts. Leret jmand / so warte er der lere. Ermanet jmand / so warte er des ermanens. Gibt jemand / so gebe er einfeltiglich. Regiere jmand / so sey er sorgfeltig. Vbet jmand barmhertzigkeit / so thu ers mit lust." (Luther 1534/2012: o. S.)

[8] Es wird in der vorliegenden Diplomarbeit bei Zitaten vermieden, jede Abweichung von der modernen deutschen Rechtschreibung durch ein den Lesefluss störendes „sic!" (= so gegeben) zu kennzeichnen. So heißt es im zitierten Original „Thätigkeit" und nicht Tätigkeit; bei den Worten „Maß" und „heißen" folgen im Original auf ein scharfes „ß" jeweils ein weiches „s".

28). „Sie heißsen namentlich „Führer" ($\eta\gamma o\upsilon\mu\epsilon\nu o\iota$[9], auctores) der Gemeinde." (Sohm 1892: 28)

Diese Führung benötigt keine formal-rechtliche Absicherung, weil das Charisma durch die Gemeindemitglieder frei anerkannt wird, „eine Anerkennung, welche nur aus Liebe geboren werden kann" (Sohm 1892: 27). Der Gehorsam der Gemeindemitglieder ist eine „Liebespflicht", „welche Gott, nicht dem Handelnden als solchem" (Sohm 1892: 28) geschuldet wird.

Sohm wendet sich gegen die bis dahin „herrschende Ansicht, daß zwei (...) getrennte Organisationen in der urchristlichen Gemeinde nebeneinander bestanden haben, die eine der Lehre (Apostel, Propheten, Lehrer), die andere der Verwaltung (Bischöfe und Diakonen)" (Sohm 1892: 84). Der Bischof der Urkirche sei nicht bloß ein „Administrativbeamter" und „Ökonom" gewesen, sondern mit dem Bischofamt habe sich von vornherein das Lehramt verbunden (vgl. Sohm 1892: 84).

Entscheidend ist, dass die in den letzten Jahrzehnten häufig betonte Dichotomie zwischen „Management" und „Leadership", also die Gegenüberstellung von bürokratischer Sachverwaltung kühl kalkulierender Rationalisten und einer beseelten und inspirierten Menschenführung durch ausstrahlungsreiche „Helden" fast eine Universalie ist, wenigstens aber Gesellschaftsbereich, Epoche und kulturellen Raum übersteigt, also nicht nur für die Managementtheoretiker der Neuzeit, sondern schon für die Christen zu Beginn einer Formalisierung von Kirchenführung und -verwaltung ein Thema war, bei der das „auf charismatischen Gaben beruhende geistige Lehramt" einem „‚geistlosen' Verwaltungsamt" (Etzersdorfer 2010: 260) gegenübergestellt wurde.

Weber griff den Charismabegriff von Sohm zwar auf, doch für ihn kommt den Menschen das Charisma nicht objektiv zu, sondern es gilt nur so, dass eine bestimmte Person Charisma besitzt.

3.2 Charismatische Führung nach Weber

Der deutsche Soziologe Max Weber unterscheidet in seinem fragmentarischen Hauptwerk „Wirtschaft und Gesellschaft"[10] drei legale Herrschaftstypen: die traditio-

---

[9] Transliteration in die lateinische Schrift: „hēgoumenoi".

[10] Zur „Werkgeschichte" von „Wirtschaft und Gesellschaft" siehe die „Allgemeinen Hinweise der Herausgeber der Max Weber-Gesamtausgabe" zur „Edition" (Weber 2005: VII f.). Nur so viel in Kürze: Max Weber starb noch vor Vollendung von „Wirtschaft und Gesellschaft"; er hatte lediglich den ersten Teil noch selber redigieren können. Nach Max Webers Tod fügte seine Witwe Marianne Weber zusammen mit Melchior Palyi die ihr vorliegenden Textfragmente zu einem vermeintlich geschlossenen Werk zusammen, das unter dem Titel „Wirtschaft und Gesellschaft" in drei Auflagen erschien;

nale, die bürokratisch-legale und die charismatische Herrschaft. Diese Herrschaftstypen sind idealtypisch, d. h. tauchen in dieser reinen Form in der Realität nicht auf, sondern sind Abstraktionen von wirklichen Fällen; in der Wirklichkeit sind Mischformen dieser Herrschaftstypen anzutreffen. Charismatische Herrschaftsform existiert dabei „keineswegs lediglich auf primitiven Entwicklungsstufen, wie denn überhaupt die drei Grundtypen der Herrschaftsstruktur nicht einfach hintereinander in eine Entwicklungslinie eingestellt werden können, sondern miteinander in der mannigfachsten Art kombiniert auftreten" (Weber 2005: 513)

3.2.1 Definition des Charisma gemäß Weber

Weber greift auf Sohms Charismabegriff zurück, wenn er schreibt, dass der „genuine Sinn" von Charisma das „Gottesgnadentum" (vgl. Weber 2013: 492) sei. Das Charisma zeigt sich in der Persönlichkeit des Begnadeten: „'Charisma' soll eine außeralltäglich (...) geltende Qualität einer Persönlichkeit heißen, um derentwillen sie als mit übernatürlichen oder übermenschlichen oder mindestens spezifisch außeralltäglichen, nicht jedem anderen zugänglichen Kräften oder Eigenschaften (begabt)[11] oder als gottgesandt oder als vorbildlich und deshalb als „*Führer*" gewertet wird." (Weber 2013: 491) Anders als bei Sohm kommt aber gemäß Weber dem Charisma keine Objektivität zu, sondern ist eine Bewertung des Führers durch die „charismatisch Beherrschten" (Weber 2013: 491).

---

danach besorgte der Jurist Johannes Winckelmann zwei weitere Auflagen. Winckelmann ergänzte aber das Werk Webers um Textteile aus anderen Schriften Webers und fügte selbst Überschriften hinzu; außerdem stellte er die Reihenfolge der Texte um. Die beiden Auflagen Winckelmanns erfüllten somit „die Ansprüche an eine historisch-kritische Edition nicht" (Weber 2005: XI). Für die Max Weber-Gesamtausgabe werden die Originalmanuskripte, aus denen posthum das Werk „Wirtschaft und Gesellschaft" zusammengesetzt wurde, in acht Teilbänden zusammen mit einem textkritischen Apparat editiert (der achte Teilband wird laut Verlagsangaben Dezember 2014 erscheinen, siehe „http://www.mohr.de/nc/soziologie/fachgebiete/alle-buecher/buch/max-weber-gesamtausgabe-41.html [Stand 16.10.2014]"). Im Folgenden wird eben aus dieser Max Weber-Gesamtausgabe zitiert, weil sie die Texte zuverlässiger wiedergibt als die immer noch erhältlichen Nachdrucke der älteren Auflagen. Im Wunderkammer Verlag ist beispielsweise 2010 eine Ausgabe von „Wirtschaft und Gesellschaft" erschienen, bei der noch nicht mal angegeben ist, um welche Auflage es sich überhaupt handelt (vgl. Weber 2010). Zudem bietet die historisch-kritische Ausgabe von „Wirtschaft und Gesellschaft" etwas, was das Original so gut wie gar nicht zu bieten hat: Quellenangaben und weitergehende Erläuterungen. Die wissenschaftlichen Standards zur Zeit Webers waren wohl noch nicht so weit entwickelt, denn er verschweigt dem Leser bzw. der Leserin die Herkunft seiner Kenntnisse.

[11] Das Wort „begabt" fehlte im Manuskript und wurde durch die Herausgeber „sinngemäß ergänzt" (Weber 2013: 490).

Weber beschreibt die Hingabe zum Führer als „Heldenverehrung": „Über die Geltung des Charisma entscheidet die durch *Bewährung* (...) gesicherte freie, aus Hingabe an Offenbarung, Heldenverehrung, Vertrauen zum Führer geborene, *Anerkennung durch die Beherrschten.*" (Weber 2013: 492) Jedoch ist die Verehrung des Charismatikers nicht der „Legitimitätsgrund" für das Charisma, sondern sie ist eine Pflicht der Beherrschten (vgl. Weber 2013: 492). Wer die Pflicht nicht erfüllt, wird verspottet (vgl. Weber 2013: 492). Die Pflicht zur Verehrung des Charismatikers ergänzt das subjektiv wahrgenommene Charisma: Auch diejenigen Beherrschten, die nicht subjektiv Charisma beim Führer wahrnehmen, verehren ihn trotzdem, weil sie einem Gruppenzwang unterliegen und weil sie Sanktionen der Gemeinschaft entgehen wollen. Dies gilt allerdings nur so lange sich der Charismatiker bewährt, denn wenn *„seine Führung kein Wohlergehen für die Beherrschten"* (Weber 2013: 492) mehr bringt, dann schwindet sein Charisma, weil den Beherrschten es in diesem Falle so erscheint, als ob Gott den gerade noch Begnadeten verlassen hat (vgl. Weber 2013: 492). „Erkennen diejenigen, an die er sich gesendet fühlt, seine Sendung nicht an, so bricht sein Anspruch zusammen." (Weber 2005: 462 f.) Die Beispiele, die Weber für den vermeintlichen Verlust der Gottesgnade eines Charismatikers nennt, zeigen deutlich die voraufklärerische Bedeutung des Charismas: Beispielsweise wurden Dürreperioden, „Überschwemmungen" und „unheilvolle astronomische Vorgänge" als Beleg dafür genommen, dass der Führer die Gnade Gottes verloren habe (Weber 2013: 493).

Entscheidend ist, dass die Anerkennung „psychologisch eine aus Begeisterung oder Not und Hoffnung geborene gläubige, ganz persönliche Hingabe" ist (Weber 2013: 492). Dieser Gedanke erscheint den Charismabegriff für die transformationalen Führungstheoretiker attraktiv zu machen, weil sie die Krisensituation als besonders gute Voraussetzung für transformationale Führung ansehen, gewissermaßen die transformationale Führung mit Organisationsentwicklung und Change Management eng verknüpft sehen.

3.2.2 „Wesen" des Charisma

Der Charismatiker setzt seine Gefolgsleute nicht ein, sondern er ist emotional mit seiner Gefolgschaft verbunden (vgl. Weber 2013: 493). In der charismatischen Gemeinschaft gibt es (zunächst) keine Hierarchie (vgl. Weber 2013: 493) und keine abstrakten Rechtssätze (vgl. Weber 2013: 494). Um rechtliche Fragen zu klären, wird aktuell, auf den konkreten Fall bezogen, das Recht aus der Offenbarung oder der Eingebung geschöpft (vgl. Weber 2013: 494). Der Charismatiker greift somit die bestehende Ordnung an und schafft neue Gebote. Kompromisse sind bei dieser Führungsform nicht vorgesehen, denn wenn ein charismatischer Führer mit einer Weisung der Weisung eines anderen charismatischen Führers widerspricht, hat nur einer Recht, während der andere sühnepflichtiges Unrecht begeht (vgl. Weber 2013: 494). Der „Führerkampf" werde durch „magische Mittel" oder durch die „*(pflichtmäßige)* Anerkennung der Gemeinschaft" entschieden (Weber 2013: 494). Dieser Punkt bleibt bei Weber unklar, denn wenn es zwei charismatische Führer gibt, die beide von der Gefolgschaft pflichtgemäß anerkannt werden müssen, aber unterschiedliches behaupten, dann überträgt sich der Führerkampf auf die Gefolgschaft, die möglicherweise erst mal gar nicht weiß, wem sie folgen soll.

Die charismatische Führung ist zunächst in der reinen Form wirtschaftsfremd, d. h. sie lehnt die rationale und traditionale „Alltagswirtschaft" ab. In der charismatischen Gemeinde gibt es keine Pfründe oder Gehälter: „(...) die Jünger oder Gefolgen leben (primär) mit dem Herrn in Liebes- bzw. Kameradschaftskommunismus aus den mäzenatisch beschafften Mitteln" (Weber 2013: 493). Andere Formen des Gelderwerbs sind die Bettelei und die „friedliche Erpressung" (Weber 2013: 496). Die Einstellung zum Besitz variiert je nach Art der charismatischen Gemeinschaft; während es einige Propheten und Jünger gibt, die auf Besitz verzichten, so sucht der Kriegsheld und seine Gefolgschaft die Beute, während der charismatische Parteiführer materielle Güter benötigt, um seine Macht zu festigen (vgl. Weber 2013: 495 f.).

3.2.3 Charisma als revolutionäre Macht

Während die „ratio" erst von außen durch eine Veränderung der Lebensumstände zur revolutionären Macht wird, so ist das Charisma die entscheidende revolutionäre Macht, da sie von innen wirkt (vgl. Weber 2013: 497). Die vom Charisma bewirkte Umformung wurde aus Not oder Begeisterung geboren und führt zu einer völligen „Neuorientierung aller Einstellungen zu allen einzelnen Lebensformen und zur „Welt" überhaupt" (Weber 2013: 497). Dabei schlägt dem Charisma selbstverständlich auch Widerstand entgegen: „Jede solche Erhebung des Charisma stößt natürlich auf den Widerstand des in normalen Zeiten herrschenden Apparats der professionellen Politiker (...)." (Weber 2005: 511)

Hauptfeind des Charisma ist die rationale Disziplin, also die „konsequent rationalisierte, d. h. planvoll eingeschulte, präzise, alle eigene Kritik bedingungslos zurückstellende, Ausführung des empfangenen Befehls, und die unablässige innere Eingestelltheit ausschließlich auf diesen Zweck" (Weber 2005: 542). Disziplin, zunächst vor allem beim Militär anzutreffen, ist die Voraussetzung für Macht und Unterwerfung (vgl. Weber 2005: 543). Disziplin ist zwar nicht emotionsfremd, aber anders als beim Charisma bezieht sie sich auf die Sache und nicht auf die Person (vgl Weber 2005: 545). Mit „der Rationalisierung der politischen und ökonomischen Bedarfsdeckung" geht das „Umsichgreifen der Disziplinierung als eine universelle Erscheinung unaufhaltsam vor sich und schränkt die Bedeutung des Charisma und des individuell differenzierten Handelns zunehmend ein." (Weber 2005: 558)

3.2.4 Veralltäglichung des Charisma

Die Rationalisierung macht auch vor dem Charisma nicht halt und bedingt dessen Umwandlung. Entscheidend für das Verständnis von Charisma ist seine „Veralltäglichung", da sonst einige Widersprüche nicht erklärbar sind. Das Paradoxe ist nämlich, dass sich die charismatische Gemeinschaft eine Ordnung schafft, die dann kaum noch von der Ordnung zu unterscheiden ist, die sie zunächst bekämpft hat. „Die `reine´ charismatische Herrschaft ist (...) in einem ganz spezifischen Sinne labil (...)" (Weber 2005: 489) Wenn die charismatische Herrschaft nicht „rein ephemer" bleibe, sondern „den Charakter einer Dauerbeziehung" (Weber 2013: 498) annehme, dann müsse sie ihren Charakter wesentlich ändern. Ohne Traditionalisierung oder Rationalisierung kann die fragile charismatische Gemeinschaft nicht überleben (vgl. Weber 2013: 498). Auf eine Stabilisierung der Machtverhältnisse drängen die Gefolgschaft („Jünger") und die engere Anhängerschaft, damit die „eigene Stellung auf eine dauerhafte *All-tags*grundlage gestellt" werde (Weber 2013: 498). Auf diese Weise entfernt sich die Gemeinschaft von ihren „weltenthobenen familien- und wirtschaftsfremden `Sendungen´" und bewegt sich auf eine „*Familien*-Existenz" oder einer „saturierten Existenz" zu (Weber 2013: 498). Am drängendsten stellt sich die Frage nach der Veralltäglichung des Charismas, wenn der Charismatiker, der als Sinnstifter die Gemeinschaft zusammengehalten hat, als stabilisierender Faktor wegfällt, z. B. durch Tod. Die Nachfolgerregelung kann auf verschiedene Arten gelöst werden, wie sich an der folgenden Tabelle 1 zeigt.

Tab 1: Arten der Nachfolgeregelung (nach Weber 2013: 498 ff.)

Nachfolgeregelung	Beschreibung	Beispiele
Identifikation von Merkmalen	Der Nachfolger zeichnet sich durch bestimmte Eigenschaften aus.	Dalai Lama, „eines nach Merkmalen der Verkörperung des Göttlichen auszulesenden Kindes" (Weber 2013: 499)
Offenbarung	Orakel oder Los	die israelitischen Schofetim
Nachfolgerdesignation	*Amtsträger* bestimmt Nachfolger, der von der Gemeinde anerkannt wird.	römische Magistraturen
Nominierung und Akklamation	*Engerer Führungskreis* bestimmt Nachfolger, Volk bestätigt durch Zuruf.	Königs-Krönung durch Klerus oder Fürsten „in aller Welt" (Weber 2013: 500)
Erbcharisma	Charisma ist eine Qualität des Blutes und in der Sippschaft vorhanden.	Erbmonarchie in Japan (Erstgeborenenschaft)
Hierurgische Übertragung	Übertragung durch ein Ritual	Priesterweihe durch Salbung, Weihe und/oder Handauflegen

Und obwohl ein Nachfolger, wie auch immer er bestimmt oder erwählt wurde, in die Fußstapfen seines charismatischen Vorgängers tritt, so wird auch ihm noch Charisma zugeschrieben, auch wenn man sich dadurch von der ursprünglichen Bedeutung von Charisma entfernt: „Aus einer streng persönlichen Gnadengabe wird es dabei eine Qualität, die entweder 1. übertragbar oder 2. persönlich erwerbbar oder 3. nicht an eine Person als solche, sondern an den Inhaber eines Amts oder an ein institutionelles Gebilde ohne Ansehen der Person geknüpft ist. Dabei noch von Charisma zu sprechen, rechtfertigt sich nur dadurch, daß stets der Charakter des Außergewöhnlichen (...) erhalten bleibt." (Weber 2005: 517) Die letztere Variante beschreibt das Amtscharisma, das sich „unter modernen Bedingungen in politisch wichtiger Art in den innerlichen Beziehungen der Gewaltunterworfenen zur staatlichen Gewalt" äußert (Weber 2005: 527).

Dieser Punkt wird hier so ausführlich dargestellt, weil in der Literatur die Nachfolgeproblematik als Kritikpunkt gegen die transformationale Führung zu Felde geführt wird; dazu mehr in Kapitel 5.2.11.

Die mäzenatisch oder anderweitig verschafften Mittel können auf Dauer die materielle Existenz der Gefolgschaft eines Charismatikers nicht sichern; daher werden der Gefolgschaft „Herrengewalten und Erwerbschancen" übertragen (Weber 2013: 503). Für die Rekrutierung der Gefolgschaft werden Regeln entwickelt (vgl. Weber 2013: 503). Der Novize muss erzogen und erprobt werden; allerdings kann „Charisma nur `geweckt'" (Weber 2013: 504) und nicht erlernt oder eingeprägt werden. Wichtig zu bemerken ist aber, dass „die charismatischen Normen" im Prozess der Veralltäglichung „in traditional ständische (erbcharismatische) umschlagen" können (Weber 2013: 504). Hier wandelt sich also die charismatische Herrschaft in eine traditionale Herrschaft um. Neben den ständischen Privilegien entstehen individuelle Erwerbschancen für die Glieder des Verwaltungsstabs; dies geht u. a. mit einer Bürokratisierung einher (vgl. Weber 2013: 505). Die Verwaltungsbeamten erhalten Lehen und Pfründe (vgl. Weber 2013: 506). Bei der Veralltäglichung des Charisma bleibt nur wenig von dem ursprünglichen Sondercharakter der charismatischen Herrschaft übrig. Allerdings verfügen die Angehörigen der charismatischen Gruppe nach der Veralltäglichung über ein „Herrenprestige", gelten also als mehr als die normalen Herren (vgl. Weber 2013: 508). „Charisma ist die typische *Anfangs*erscheinung religiöser (prophetischer) oder politischer (Eroberungs-)Herrschaften, weicht aber den Gewalten des Alltags, sobald die Herrschaft gesichert und, vor allem, sobald sie *Massen*charakter angenommen hat." (Weber 2013: 509) An anderer Stelle drückt Weber den Verwandlungsprozess der charismatischen Herrschaft noch dramatischer aus: „Auf diesem Wege von einem stürmisch-emotionalen wirtschaftsfremden Leben zum langsamen Erstickungstode unter der Wucht der materiellen Interessen befindet sich aber jedes Charisma in jeder Stunde seines Daseins und zwar mit jeder weiteren Stunde im steigenden Maße." (Weber 2005: 488 f.)

Aber die charismatische Gruppe hat nicht nur aus wirtschaftlichen Motiven ein Interesse an Veralltäglichung von Charisma, sondern es besteht auch die „Notwendigkeit der Anpassung der Ordnungen und des Verwaltungsstabes an die normalen Alltagserfordernisse und –bedingungen einer Verwaltung" (Weber 2013: 509). Hierzu gehört auch die Schaffung einer „Rechtsprechungs-Tradition" (Weber 2013: 509). Alles in allem soll die charismatische Macht durch ihre Legitimierung stabilisiert werden. Durch die Schaffung von Pfründen, durch die Entstehung einer Art von Adel aus der Gefolgschaft des Charismatikers und durch die Regelung des Erbcharisma verkehrt sich die revolutionierende Macht des Charisma „in das Gegenteil ihrer Anfangswirkung" (Weber 2013: 513).

In Hinblick auf die später zu erörternden Einwände von Kammel, Hentze und Weibler gegen das transformationale Führungsstilmodell (siehe hierzu Kap. 5.2.3 und 5.2.13) sollte erwähnt werden, dass das charismatische Legitimitätsprinzip „seinem primären Sinn nach" autoritär zu deuten sei (Weber 2013: 533). Allerdings, und das scheint oben genannten Kritikern gar nicht klar zu sein, kann das charismatische Legitimitätsprinzip auch „antiautoritär umgedeutet werden" (Weber 2013: 533). Im Zuge „zunehmender Rationalisierung" werde aus der Anerkennung des Charisma, zu dem die Anhänger in früheren Zeiten noch verpflichtet wurden, der Legitimitätsgrund; aus der Vorwahl des Verwaltungsstabes werde nunmehr nur ein „Vorschlag" und aus der Akklamation durch die Gemeinde eine reguläre Wahl (vgl. Weber 2013: 533). „Der Herr ist nun der *frei gewählte Führer*." (Weber 2013: 533)

3.2.5 Einschätzung von Webers charismatischer Herrschaftstheorie

Bei der Untersuchung von Weber ist besonders die breite Palette der Beispiele auffallend, die sich über den gesamten Planeten und durch die ganze Weltgeschichte erstreckt. Von der attischen Demokratie über die römischen Magistrate bis hin zum Sozialismus, von den Irokesen über afrikanische Stammesriten bis hin zu Männerhäusern in Sumatra, von Oliver Cromwell über die beiden Napoleons hin zu Kurt Eisner, von mittelalterlichen Despoten wie Ritter Rudolf Brun aus Zürich bis zu einer Indianerprinzessin wie Pocahontas, vom König Saul über den Dalai Lama bis hin zum Mormonengründer Joseph Smith Jr. erstrecken sich die Beispiele. Insofern ergibt die Lektüre von „Wirtschaft und Gesellschaft" eigentlich nur einen Sinn, wenn man die textkritische Edition heranzieht, weil Weber selbst weder seine Quellen nennt, noch die Beispiele eingehender beleuchtet. Diese enorme Beispielfülle macht Webers Charismatheorie zu einer gut untermauerten, wenn auch nicht gut belegten Theorie (und man muss auch berücksichtigen, dass Weber gelegentlich auf inzwischen überholte historische Untersuchungen zurückgriff). Diese Beispielfülle zeigt aber, dass die Menschheitsgeschichte durchaus über Grundprinzipien verfügt und sich Abläufe und Ereignisse, wenn auch in abgewandelter Form, wiederholen. Aber es sollte auch gesehen werden, dass Weber den „Begriff ʻCharismaʼ hier gänzlich ʻwertfreiʼ gebraucht" (Weber 2005: 460). Er leitet von seinen Erkenntnissen keine Empfehlungen oder Ratschläge zur Führung eines Staates, einer religiösen Gemeinschaft oder eines Wirtschaftsbetriebes ab, sondern er analysiert, wie Herrschaft funktioniert, welche Formen der Herrschaft es gibt und durch was Herrschaft stabilisiert und gefährdet wird. Und es ist die

Frage, inwieweit die modernen Theoretiker der charismatischen bzw. transformationalen Führung mit ihrer Ratgeberliteratur hier überhaupt anschlussfähig sind.

3.3 Transaktionale Führung und „transforming leadership" in der Politik nach Burns

Der US-amerikanische Politologe und Historiker James MacGregor Burns analysierte das Verhalten und die Eigenschaften von führenden Politikern und entdeckte daran zwei verschiedene Führungsstile: die transaktionale Führung und „transforming leadership" (Burns 2010: 4). Die transaktionale Führung beschrieb Burns folgendermaßen: „Such leadership occurs when one person takes the initiative in making contact with others for the purpose of an exchange of valued things. The exchange could be economic or political or psychological in nature: a swap of goods or of one good for money; a trading votes between candidate and citizen or between legislators; hospitality to another person in exchange for willingness to listen to one's troubles. (...) The bargainers have no enduring purpose that holds them together; hence they may go their separate ways. A leadership act took place, but it was not one that binds leader and follower together in a mutual and continuing pursuit of a higher purpose." (Burns 2010: 19f) „Transforming Leadership" hingegen übersteigt die transaktionale Führung: „Such leadership occurs when one or more persons engage with others in such a way that leaders and followers raise one another to higher levels of motivation and morality." (Burns 2010: 20) Die transformationale Führung baut auf Emotionen; die Anhängerschaft nimmt Charisma bei der Führungsperson wahr; ihre Bewunderung für die Führungsperson unterliegt keinem Zweckkalkül.

Doch inwieweit findet sich bei Burns der originale Weber wieder? Bei der Erstellung seiner berühmten Studie „Leadership" lieh sich Burns zwar auch Versatzstücke bei Weber aus, ging jedoch „äußerst eklektisch vor, ‚borgte' bei diversen (nicht immer kompatiblen) Ansätzen und würfelte sie in einem eigenen Ansatz zusammen" (Etzersdorfer 2010: 268). Jedoch bliebe die Berufung auf Weber „ebenso schwammig (...) wie die anderen Leihstücke" (Etzersdorfer 2010: 268), urteilt Etzersdorfer scharf, und dies, weil „sich Burns tatsächlich mit Weber jenseits von einigen ‚catch words'" (Etzersdorfer 2010: 268) wenig auskannte.

3.4 Wiederentdeckung des Charisma-Konzepts

Die charismatische Theorie, die von Rudolph Sohm am Ende des 19. Jahrhunderts entwickelt wurde und die von Max Weber in den 10er Jahren im folgenden Jahrhundert aufgegriffen und modifiziert wurde, erlebte ab den späten 60er Jahren eben dieses

Jahrhunderts ein „Comeback". Diese Wiederbelebung der charismatischen Theorie wird als „neocharismatischer Führungsansatz" bezeichnet (vgl. House, Shamir 1995: 878). Wieso aber gewann ein schon angejahrtes, fast schon vergessenes Konzept wieder an Attraktivität?

Downtons Dissertation über „Rebel Leadership" erschien bereits im März 1968 (und sein 1973 erschienenes Buch mit gleichem Titel ist eine Erweiterung der Dissertation, siehe http://en.wikipedia.org/wiki/James_Downton [Stand: 22.7.2014]), also in der Zeit der Studentenproteste, die sich unter anderem gegen den Vietnam-Krieg richteten; die Themen Rebel Leadership und Revolution entsprachen also durchaus dem Zeitgeist. Downtons Führungsmodell geht in eine ganz andere Richtung als das Führungsstilmodell von Burns und Bass, da für ihn Charisma ein Aspekt der transaktionalen Führung darstellt. Die Geführten verfolgen also ganz rational ihre Interessen, selbst, wenn sie sich einer charismatischen Figur anschließen.

Außer Downtons Charismastudie hat es aber in den 70er Jahren ganz allgemein kaum „Forschungsbemühungen im Zusammenhang mit der Eigenschaftstheorie" (Steyrer 1993: 116) gegeben. „Dies ist nicht zuletzt darauf zurückzuführen, daß die elitäre Grundsubstanz der Eigenschaftstheorie in einem krassen Widerspruch zu den in den späten 60er Jahren formulierten emanzipatorischen Bestrebungen der Studentenbewegung stand." (Steyrer 1993: 116)

Im Jahr 1977 erschien der vielzitierte Aufsatz „A 1976 Theory Of Charismatic Leadership" von Robert House. Neuberger meint, dass House auf dem Höhepunkt der Assessment-Center-Bewegung mit diesem Aufsatz die Diskussion über Charisma neu entfacht habe (vgl. Neuberger 1994: 57), da das Assessment-Center, in der der Bewerber seine persönlichen Kompetenzen unter Beweis stellen muss, in sehr großer Nähe zum charismatischen Führungsstil sich befände. Der Autor kritisiert, dass der Boom der Assessment-Center ein „bedauerlicher Rückfall in eine überwunden geglaubte Vergangenheit (ist), in der man sich das Heil von „Großen Führern" erwartete" (Neuberger 1990: 82).

In der Führungsforschung „kam es in den 80er Jahren zu einer „Re-Personalisierung" (Steyrer 1993: 130), bei der der „'Mann an der Spitze' für den Erfolg oder Mißerfolg der Organisation" (Steyrer 1993: 130) verantwortlich gemacht wurde. Dies hat folgende Gründe:

1. In den 80er Jahren sei der Blick nach Japan gegangen; man fragte sich im Westen, wie z. B. die japanischen Autofirmen so erfolgreich sein konnten (vgl. Steyrer 1993: 133). Der Erfolg der japanischen Wirtschaftsunternehmen sei unter anderem auf deren spezifische „Führungs- und Organisationskultur" (Steyrer

1993: 133) zurückzuführen. Weibler behauptet, dass durch die „Unternehmens-kulturdiskussion", die unter anderem von Peters und Watermann 1982 angesto-ßen wurde, auch die „emotionalisierende Kraft" der Werte und damit die charismatische Theorie in den Fokus gerieten (vgl. Weibler 1997: 29).

2. Man habe eine „Sinnerosion" (Steyrer 1993: 132) zu beklagen gehabt; in einer dynamisch sich verändernden Gesellschaft brachen Traditionen weg; die Mitarbeiter hätten die Orientierung verloren (vgl. Schülein 1982: 661, zit. nach Steyrer 1993: 133) Der Charismatiker aber gibt scheinbar Orientierung.

3. In der „modernen Industriegesellschaft" sei es zu einem „generellen Wertewandel" (Steyrer 1993: 133) gekommen. Dieser habe sich „vor allem in der Ablöse materialistischer Prinzipien wie Sicherheit und ökonomischer Wohlstand zugunsten postmaterialistischer Prinzipien wie Selbstverwirklichung und Autonomie dokumentiert" (Steyrer 1993: 133).

4. Felfe schreibt von einer „Wiederentdeckung vermeintlich überholter Konzepte wie Charisma" und führt dies auf „eine gewisse Stagnation der in den 70er und 80er Jahren dominierenden situativen und kognitiven Ansätze" zurück (Felfe 2006a: 164). Er hat nachgezählt, dass zwischen 1986 und 2006 über 190 Artikel in „peer-reviewed"[12] Journals veröffentlicht wurden, „die „transformational" oder „charismatic leadership" im Titel führen" (Felfe 2006a: 164)

Zusammenfassung: Der nachhaltige Erfolg des transformationalen Führungsstilmodell trat ein, weil verwandte Konzepte einen Boom erlebten, weil man sich von Führung Sinnstiftung erhoffte, weil sich die gesellschaftlichen Werte wandelten und konkurrierende Konzepte in eine Krise geraten waren.

---

[12] Fachleute entscheiden bei der „peer-review" über die Veröffentlichung von Aufsätzen von Fachkollegen in Fachzeitschriften.

4 Kernaussagen des transformationalen Führungsstilmodells nach Bass

Der 2007 verstorbene US-amerikanische Wirtschaftspsychologe Bass griff mit wechselnden Mitstreitern die Modelle von „transactional" und „transforming leadership" von seinem Lehrer Burns auf, benannte, ohne dies weiter zu begründen, „transforming leadership" in „transformational leadership" um, und übertrug die Modelle von der Politik auf die Wirtschaft (vgl. Block 2010: 6). Charisma sei eines der durchaus erlernbaren Eigenschaften des transformationalen Führers, mit der der Vorgesetzte seine „Untergebenen"[13] zu Höchstleistungen anfeuern kann.

4.1 „The Full Range Of Leadership" – Die Bandbreite möglicher Führungsstile

Bernard M. Bass entwickelte mit wechselnden Partnern das Modell des „full range of leadership", das sämtliche Führungsstile, die es überhaupt gibt, angeblich vollständig erfasst (Bass, Riggio 2006: 7). Folgende Führungsstile finden sich auf dieser Palette:

- Laissez-Faire-Leadership (die Geschehnisse laufen lassen, ohne einzugreifen);
- Management-by-Exception passive (der Vorgesetzte wartet passiv auf einen Fehler und greift dann ein);
- Management-by-Exception active (der Vorgesetzte überwacht und kontrolliert die Arbeitsabläufe, greift aber auch nur bei Fehlern ein);
- Contingent Reward (bedingte Verstärkung);
- 4 I's (transformationale Führung)(vgl. Bass, Riggio 2006: 7 ff.).

4.2 Die 4 I's - Techniken der transformationalen Führung

Der effektivste Führungsstil, so Bass und Riggio, sei der transformationale Führungsstil; die 4 I's stehen für folgende Techniken, die der transformationale Führer anwendet:

---

[13] In der Übersetzung von Bassens Buch „Leadership and Performance Beyond Expectations", die unter dem Titel „Charisma entwickeln und zielführend einsetzen" erschienen ist, findet sich die problematische Formulierung „Untergebene" für „Mitarbeiter/innen" (Bass 1986: 9), aber im Original von Bass ist tatsächlich von „subordinates" (Bass 1985: xiii) die Rede. Allerdings verwendet Bass auch die Bezeichnung „follower" (z. B. Bass 1985: 51), was auf deutsch „Anhänger" bedeutet und so klingt, als ob es sich bei den Angestellten um „Jünger" oder „Fans" handelt. In einem späteren Text schreibt Bass von „employees" (Angestellte, Mitarbeiter/innen, Arbeitnehmer/innen)(Bass 1990: 21).

- Idealized Influence (II): idealisierte Einflussnahme durch die Entwicklung von mitreißenden Visionen und durch das Vorangehen mit gutem Beispiel, gebunden an das Charisma der Führungsperson.
- Inspirational Motivation (IM): Inspirierende Motivierung auf einer emotionalen Ebene.
- Individualized Consideration (IC): Individuelle Fürsorge oder Wertschätzung.
- Intellectual Stimulation (IS): Intellektuelle Anregung (vgl. Bass, Riggio 2006: 6 f.)

Wichtig ist hierbei, „daß nicht einzelne dieser Verhaltensweisen für sich genommen Charisma erzeugen, sondern daß eine Verhaltenskonstellation, d.h. ein Bündel der oben gezeigten Verhaltensweisen, dafür verantwortlich ist" (Hauser 1999: 1012).

4.2.1 Idealized Influence/Charisma

Zentral für diese Komponente der transformationalen Führung ist das Charisma, das weiter oben schon mehrfach thematisiert wurde. In der Sozial- und Politikwissenschaft „charisma has been used to describe leaders who by the power of their person have profound and extraordinary effects on their followers" (Bass 1985: 35).

Gemäß Bass entsteht Charisma bei einem reziproken und dynamischen Prozess, bei der die Eigenschaften der Geführten mit den Eigenschaften der Führenden gegenseitig bedingt zusammenhängen, begünstigt durch die Besonderheiten der Situation. „The extent to which followers are ready to endow leaders with charisma depends on the personality of the followers as much as on their leaders." Es sei „psychological distress", die Menschen dazu bewege, einer „charismatic sect" beizutreten (Galanter 1982: o. S., zit. nach Bass 1985: 36). Dazu zählen Gefühle der Hilflosigkeit und des verminderten Vertrauens in die eigenen Werte (vgl. Bass 1985: 36). Charisma liegt also im „eye of the beholder" (Bass 1986: 40), aber der Charismatiker wirkt auch stark daraufhin, charismatisch wahrgenommen zu werden: „The dynamic process involved according to House (1977) is as follows: Imbued with self-confidence in their own competence, conviction in their own beliefs and ideals, and a strong need for power, charismatic leaders are highly motivated to influence their followers." (Bass 1985: 40) Das Selbstvertrauen der Führer führt zum Vertrauen der Geführten in den Führer (vgl. Bass 1985: 40). Die Persönlichkeit des Führenden spielt für die Entstehung von Charisma eine große Rolle: Aus der Perspektive der Psychoanalytiker haben Charismatiker „greater freedom of their internal conflict" (Bass 1985: 47).

Darüberhinaus sind es „situations fostering charisma" (Bass 1985: 37). „The charismatic is an idolized hero, a messiah and savior who appears in times of great distress." (Bass 1985: 37) Charismatiker treten, das kennen wir schon von Max Weber, bevorzugt in Krisensituationen auf (vgl. Bass 1985: 37): „(...) people become „charisma hungry" in times of distress due to the decline of old values and rituals, shocks to the culture, growing fears, anxieties, and identity crisis." (Erikson 1969: o. S., zit. nach Bass 1985: 38) Hier also sei der Charismatiker der „savior from distress" (Bass 1985: 38).

4.2.2 Inspirational Motivation/Inspirierendes Führungsverhalten

Bass grenzt die Technik des inspirierenden Führungsverhaltens von der intellektuellen Stimulation ab, da sich Überschneidungen in der Wirkung ergeben. Wenn also von der „inspirierenden Motivation" die Rede ist, geht es vor allem um die emotionale Beeinflussung der „follower" durch den Führenden, während die rationale, argumentative Beeinflussung durch den Begriff „intellectual stimulation" bezeichnet wird (vgl. Bass 1985: 63), wobei Bass einräumt, dass bestimmte Verhaltensweisen des Führenden sowohl emotional als auch intellektuell anregen können (vgl. Bass 1985: 63).

Die Beeinflussung der „Untergebenen" hängt von Eigenschaften und Verhaltensweisen des Führenden ab. Zu seinen *Eigenschaften* gehört die Emotionalität, die man „throughout" (Bass 1985: 63), also „an jedem Wort" (Bass 1986: 84) erkenne, und die „action orientation" (Bass 1985: 68). Zudem verfügt der Führer über die „intuition", mit der er „identifies and articulates the serious threats faced by his followers" (Bass 1985: 64); er stimuliert die Anhänger, „to pursue how to be saved from them" (Bass 1985: 64). Zu den *Verhaltensweisen* des charismatisch Führenden zählt, dass er den Mitarbeiter/innen „emotional supports" (Bass 1985: 64) gibt. Der Führende fördert jene Bedürfnisse der Mitarbeiter/innen, die sie dazu bewegen, die an sie gestellten Anforderungen zu erfüllen. Der Führer „appeals, cajoles, and threatens" (Bass 1985: 66), so wie ein Sporttrainer die Sportler anspornt (vgl. Bass 1985: 66). Der Führende „sets and example by his own behavior of what is expected" (Bass 1985: 67), „provides personal encouragement to a subordinate to build is confidence" (Bass 1985: 67) und erweckt bei den Mitarbeiter/innen Stolz auf ihre Organisation (vgl. Bass 1986: 89). Der Chef muss aber wahrheitsgetreu und aufrichtig sein: „Obviously, there must be substantive reality and truth in the confidence-building messages or the disconformation will destroy credibility of the leadership as well as prove disastrous." (Bass 1985: 70)

Die *Methoden*, die dem Führenden zur Verfügung stehen, sind „symbols, images, and vision of a better state of affairs along with his persuasive language" (Bass 1985: 66) Besondere Leistungen werden belohnt und der Wettbewerb zwischen den Mitarbeiter/innen wird verstärkt (vgl. Bass 1985: 66 f.). Das geschieht, in dem um die Starverkäufer ein Kult betrieben wird. Beispielsweise marschieren auf wöchentlichen Verkäuferbesprechungen die Verkäufer/innen in der Reihenfolge ihres Umsatzes auf die Bühne, wobei die Besten zum Schluss kommen (vgl. Bass 1985: 67). „Their peers give them standing ovations." (Bass 1985: 67) Die Leistungsanforderungen des Chefs werden durch den Druck der Kollegen verstärkt (vgl. Bass 1985: 66). Motivierend wirken aber vor allem Ideale: „Along with instilling confidence, belief in the greater causes also remains extremely important" (Bass 1985: 70). Ebenso scheinen neue Projekte und Experimente zu beflügeln (vgl. Bass 1985: 72). „Culture and climate of openness and trust" (Bass 1985: 73) bewirken ebenso eine Leistungssteigerung bei den Mitarbeiter/innen.

Nun ist aber die Frage, aufgrund welcher *Wirkmechanismen* diese Methoden erfolgreich sein können. Die Antworten, die Bass hierzu gibt, sind nicht besonders tiefgründig: Er behauptet, dass die Mitarbeiter/innen eines Unternehmens zu „extra effort" beflügelt werden, wenn sie von den Produkten ihrer Firma überzeugt seien (Bass 1985: 70). Die inspirierend Führenden nutzen den „Pygmalion Effect" (Bass. 1985: 71), der entsteht, wenn man durchschnittliche Mitarbeiter/innen so behandelt, als wären sie besonders leistungsfähig, denn: „People who are led to expect that they do well, will be better than those who expect to do poorly (...)" (Bass 1985: 71) Grund dafür sei, dass Menschen eher zum konformistischen als zum unkonformistischen Verhalten neigen und sich daher den Erwartungen anpassen (vgl. Bass 1985: 71). Zur Kritik an den eher vordergründigen Erklärungen von Bass siehe das Kapitel 5.2.2.

Die inspirierende Motivation ist an *Voraussetzungen bei den Geführten* gebunden, denn bei der Belegschaft muss „respectivity" (Bass 1985: 74) bzw. „Aufnahmebereitschaft" (Bass 1986: 96) vorhanden sein: „(...) inspirational appeals will fall on deaf ears if fundamental beliefs and values are not already present in followers, such as patriotism, obedience to authority, reverence for tradition, commitment, and loyalty to the organization." (Bass 1985: 75)

4.2.3 Individualized Consideration/Individuelle Behandlung

Bei der „individualized consideration" (Bass: 1985: 81) berücksichtigt der Führende im besonderen Maße die individuellen Bedürfnisse und Fähigkeiten seiner Mitarbeiter/innen (vgl. Bass 1985: 82). Dabei dienen die Führenden den Mitarbeiter/innen als „benevolent fathers" (Bass 1985: 82) bzw. „gütige Vaterfiguren" (Bass 1986: 103) und Vorbilder (vgl. Bass 1985: 85), obschon sie die Mitarbeiter/innen gleichberechtigt behandeln (vgl. Bass 1985: 82). Die Führenden geben den Mitarbeiter/innen Anerkennung für die geleistete Arbeit, formulieren konstruktive Kritik und erteilen den Mitarbeiter/innen Spezialaufträge, deren Erledigung das Selbstvertrauen der Mitarbeiter/innen festigen (vgl. Bass 1985: 82). Die Führenden fungieren als Berater ihrer Untergebenen, hören ihren Untergebenen zu, versetzen sich in das Gegenüber hinein und bieten ihnen Unterstützung an (vgl. Ayres 1978: 45, zit. nach Bass 1985: 89). Voraussetzung für die individuelle Behandlung ist ein durchlässiges System der Organisation, in der unbeschränkt und quer durch die Hierarchieebenen kommuniziert werden kann (vgl. Bass 1985: 86).

Die individuelle Bedachtnahme hat zwei Erscheinungsbilder: 1. Eine eher informelle Form ist das „walk-around-management" (Bass 1985: 87); 2. die institutionalisierte Form ist das „mentoring" (Bass 1985: 90):

- ad 1: **Walk-around-management:** Der Chef wandelt im Betrieb umher und spricht ziellos mit den Mitarbeiter/innen über deren Probleme, seien sie nun auf die Arbeit bezogen oder persönlicher Natur (vgl. Bass 1985: 87 f.).

- ad 2: **Mentoring:** Ein älterer Mitarbeiter fungiert gegenüber einem jüngeren Mitarbeiter als „individual counselor" (Bass 1985: 90). „The mentor is a trusted counselor who accepts a guiding role in the development of a younger or less-experienced member of the organization." (Bass 1985: 90) Die Mentoren geben Wissen und Erfahrung an die Jüngeren weiter (vgl. Bass 1985: 90). Grundlage dafür ist die Erkenntnis, dass Menschen das positive Feedback von Personen, die sie achten und verehren, höher einschätzen als dasselbe Feedback von Leuten, die sie nicht mögen (vgl. Bass 1961 et al. 1961: o. S., zit. nach Bass 1985: 90 f.). Es kommt zu einer Win-Win-Situation, bei der Mentor und Schützling Vorteile haben: Während der Schützling z. B. vom Mentor lernt, „how the organization works" (Bass 1985: 93), erfährt der Mentor vom Schützling etwas über neuere technische Entwicklungen (vgl. Bass 1985: 87). In einer Studie von Roche im Jahre 1979 bewährte sich das Mentorenprogamm: „(...) those thirds of executives with mentors in Roche's (1979) study earned higher overall compensation than the one third of executives who did not have mentors." (Bass 1985: 93) Die Mentorenschaft ist an bestimmte Voraussetzungen gebunden: Zwar behaupten von sich viele, dass sie lieber mit Menschen arbeiten, als im stillen Kämmerlein zu arbeiten, doch viele Menschen scheuen emotionale Verwicklungen, wollen keine Kompromisse finden und Differenzen auch nicht ausbügeln (vgl. Bass 1985: 91). Ein Mentor aber muss Konflikte lösen können (vgl. Bass 1986: 91 f.). Der Mentor sollte den Schützlingen zwischen 8 und 15 Jahren an Alter und Erfahrung voraus sein (vgl. Levinson 1978: 73, zit. nach Bass 1985: 92). Zu große Unterschiede führen zu einem Generationenkonflikt;

zu kleine Unterschiede führen zu einem Kollegen- anstatt zu einem Mentor-Verhältnis (vgl. Bass 1985: 92). Der Mentor sollte vom gleichen Geschlecht wie der Schützling sein (vgl. Levinson 1978: o. S., zit. nach Bass 1986: 114). Der Mentor soll mächtig und erfahren sein, damit er nicht vom Schützling ausgebootet wird (vgl. Hunt, Michael 1983: o. S., zit. nach Bass 1985: 92).

Aus der Begründung für die individuelle Behandlung der Mitarbeiter/innen durch den Führenden seien folgende Punkte überblicksartig genannt:

- Zufriedenheit der Untergebenen steigt (vgl. Bass 1985: 82), weil der Einzelne ein Bedürfnis nach „growth and participation in decisions affecting his work and career" (Bass. 1985: 82) hat;

- Das Intelligenzpotential eines Mitarbeiters werde durch fehlende Bedachtnahme beeinträchtigt (vgl. Fiedler, Leister 1977: o. S., zit. nach Bass 1985: 82), d. h. Mitarbeiter/innen nutzten ihre Intelligenz mehr, wenn man sie entsprechend würdigt und wahrnimmt;

- Jeden Mitarbeiter motiviert etwas anderes; der Vorgesetzte soll wissen, welchen Mitarbeiter welches Motiv bewegt (vgl. Meyer 1980: o. S., zit. nach Bass 1985: 88);

- Wechselseitigkeit: Achtung für den Mitarbeiter führt zur Achtung des Chefs durch den Untergebenen (vgl. Meyer 1980: o. S., zit. nach Bass 1985: 88).

Doch dürfe die individuelle Beachtung nicht zu „long-run inequities in leader-subordinate relationships" (Bass 1985: 97) führen. „They can avoid this by providing different attention at different times to their various subordinates." (Bass 1985: 94)

4.2.4 Intellectual Stimulation/Geistige Anregung

Der Führende regt die Geführten an, die Probleme der Organisation zu erkennen (vgl. Bass 1985: 99) und hilft ihnen bei der Lösung dieser Probleme, so dass jene sagen: „`He enables me to think about old problems in new ways.'" (Bass 1985: 100) Der Führende motiviert die Geführten, sich (noch) nicht existierende Situationen vorzustellen und bewegt sie dazu, diese Visionen umzusetzen (vgl. Paige 1977: 65, zit. nach Bass 1985: 99). Der Führende bringt die bisher nicht hinterfragten Ideen des Geführten ins Wanken und der Geführte würde daraufhin formulieren: „His ideas have forced me to rethink some of my own ideas which I had never questioned before'(...)." (Bass 1985: 100).

Eine geistige Anregung durch den Führer ist dann vonnöten, wenn eine Gruppe oder eine Organisation mit schlecht strukturierten Problemen zu tun hat (vgl. Mitroff 1978: o. S., zit. nach Bass 1985 102) oder die Gruppe bzw. Organisation sich in einer feindseligen Umgebung befindet und daraufhin in eine Krise geraten ist (vgl. Yukl 1981: 196, zit. nach Bass 1985: 103).

Zumindest in einem Bereich oder zwei Bereichen müsse der Führende den Geführten intellektuell überlegen sein (vgl. Bass 1985: 104), „but not so superior that communication breaks down between leader and led. The leader must be able to make his idea understood. (...) If vastly superior in intellect, the would-be leader may no appreciate subordinates' problems or be interested or concerned with helping solve them." (Bass 1985: 104) Andersrum wehren sich die Geführten gegen die Ideen des zu cleveren Führers weil sie „too great a change in behavior" (Bass 1985: 104) von ihnen abfordern.

Rusmore verglich in einer Studie die allgemeine Intelligenz mit der kreativen Intelligenz bei 208 Probanden im öffentlichen Dienst (vgl. Rusmore 1984: o. S., zit. nach Bass: 1985: 105). Während bei den „first-line supervisors" (Bass 1985: 106) bzw. „Vorarbeitern" (Bass 1986: 128) eher allgemeine Intelligenz festgestellt wurde, so wurde bei den hochrangigen Managern eher kognitive Kreativität ermittelt (vgl. Rusmore 1984: o. S., zit. nach Bass 1985: 106).

Die Intelligenz reicht allerdings nicht aus, damit der Vorgesetzte eine Führungsqualität entwickelt, sondern es muss noch die Erfahrung hinzukommen, um die Intelligenz besser einzusetzen (vgl. Fiedler, Leister 1977: o. S., zit. nach Bass 1985: 106). Wenn ein Manager z. B. einem diktatorischen Vorgesetzten untersteht, dann erfährt er Stress; dieser Stress kann seine geistigen Kapazitäten beeinträchtigen (vgl. Fiedler, Leister 1977: o. S., zit. nach Bass 1986: 106 f.). Ein Führender kann mit dem Stress besser umgehen, wenn er erfahren ist und auf Verhaltensmuster zur Stressbewältigung zurückgreifen kann (vgl. Bass 1985: 107). Eine gute Beziehung zu den Untergebenen spielt hierbei ebenso eine Rolle (vgl. Fiedler, Leister: 1977: o. S., zit. nach Bass 1985: 107) sowie „die Zeit, die der Führer zum Durchdenken des Problems hat" (Bass 1986: 137).

Die Führer verändern nicht nur Wertvorstellungen und Glaubenssätze der Geführten, sondern sie bieten ihnen „acceptable symbolic solutions to problems" (Bass 1985: 108). Symbole stehen für Ideen und können die bestehenden Glaubenssätze stark verändern (vgl. Bass 1985: 108). Wenn Bass behauptet, dass Symbole sekundäre Verstärker seien (vgl. Bass 1985: 108), kann man das so interpretieren, dass diese Verstärker zwar einen Anreiz darstellen, doch die zu erwartenden Belohnungen nicht die Bedürfnisse selbst direkt befriedigen, sondern nur die Bedürfnisbefriedigung *verheißen*. Es würden zwischen den Erfahrungen und den Kognitionen Konflikte bestehen; die Symbole würden dazu führen, diese Konflikte auszugleichen (vgl. Eoyang 1983: o. S., zit.

nach Bass 1985: 108). Transformierende Führung liefere ein symbolisches Rahmenwerk, um konfuse und schlecht verstandene Erfahrungen und Kognitionen zu verbinden (vgl. Eoyang 1983: 12, zit. nach Bass 1985: 108). So würden die Elemente zu einem sinnvollen Gestalt-Prinzip vereint (vgl. Eoyang 1983: o. S., zit. nach Bass 1985: 108). Zusammenfassend schreibt Bass zur Rolle der Symbolik folgendes: „Introducing and establishing a new and enduring stable system of values, beliefs and associations is the epitome of effective transformational leadership. The enduring aspects captured by the new symbols that are substituted for the old symbols and images are an important component in intellectual stimulation of followers. They help to articulate, propagate, and recall the new ideas and beliefs as well to attach emotional value to them." (Bass 1985: 109 f.)

Abschließend sei der Augenmerk darauf gelegt, dass Bass zu diesem Zeitpunkt sein transformationales Führungsstilmodell ethisch neutral anlegte. Ohne sich davon großartig zu distanzieren, nennt Bass folgende Beispiele für transformationale Führung: „Conversion through group pressure to conform as practiced in fundamentalist revival meetings" (Bass 1985: 75), „the Jim Jones tragedy in Guyana where a combination of coercion and misguided ideals led to mass suicide" (Bass 1985: 6), „thought reform" in China unter Mao ab 1949 (Bass 1985: 113) und „brainwashing" bei „foreign prisoners" (Barlow 1981, zit. nach Bass 1985: 114), auch z. B. in China 1928 (vgl. Bass 1985: 112).

5 Tauglichkeit des transformationalen Führungsstilmodells im Allgemeinen

Die nun folgende allgemeine Prüfung des transformationalen Führungsstilmodell differenziert weder zwischen der Art der Organisation (politisch, wirtschaftlich oder religiös) noch zwischen Branchen oder Berufsgruppen. Eine Prüfung der Anwendbarkeit auf die Gesundheits- und Krankenpflege bzw. Altenpflege findet erst in Kap. 6 statt. Zunächst werden in Kap. 5.1 die Pro-Argumente, dann in Kap. 5.2 die Contra-Argumente vorgestellt. Soweit eine Diskussion nicht schon im betreffenden Unterkapitel angeregt wird, werden besondere Aspekte der Diskussion im Kap. 5.3 hervorgehoben.

5.1 Argumente für das transformationale Führungsstilmodell

Die nun folgenden Pro-Argumente sind nicht nur der gegenüber dem transformationalen Führungsstilmodell wohlwollenden Literatur entnommen, sondern zum Teil auch der kritischen Literatur; das liegt einerseits daran, dass die Kritiker/innen des transformationalen Führungsstilmodells besser dazu in der Lage sind, die transformationale Führung zu charakterisieren, vielleicht weil sie unbefangener an die Dinge herangehen und den Überblick nicht verloren haben; andererseits ist es bei der Lektüre von Bass eher schwierig, zwischen der nicht enden wollenden Aufreihung von Fallbeispielen und den zahlreichen, eklektizistisch zusammengewürfelten theoretischen Versatzstücken so etwas wie eine klare Linie zu erkennen. Die Kernargumente, die für das transformationale Führungsstilmodell sprechen, sind die besondere Eignung von transformationaler Führung in Krisenzeiten (Kap. 5.1.1), die emotionale Komponente der transformationalen Führung (Kap. 5.1.2), die besondere Leistungsfähigkeit der transformational Geführten (Kap. 5.1.3), die empirischen Belege (Kap. 5.1.4) und die Chance für Frauen, durch transformationale Führung an Macht teilzuhaben (Kap. 5.1.5), wobei Schwartz, die letzteres Argument vorbringt, sich auch kritisch gegenüber dem transformationalen Führungsstilmodell geäußert hat; siehe dazu aber Kap. 5.2.14.

5.1.1 Besondere Eignung der transformationalen Führung in Umbruchzeiten und bei Organisationswandel

Die Diskussion über charismatische Führung „war im Gegensatz zu vielen Führungsthemen bereits sehr früh mit aktuellen Problemen der Organisationsführung und –entwicklung verbunden" (Weibler 1997: 27). Bei neun von Hauser verglichenen Charismakonzepten wird „insbesondere die Krise als zentrale Voraussetzung für Charisma betrachtet" (Hauser 1999: 1007).

Die auf die Beeinflussung von Werten der Mitarbeiter/innen abzielende transformationale Führung ist dann besonders gut geeignet, wenn vor dem Hintergrund „zunehmender Flexibilitätsanforderungen und kurzlebiger Marktzyklen" (Oelsnitz 1999: 151) und „zunehmend komplexeren und turbulenteren Umwelten" (Weibler 1997: 27) ein Unternehmen sich einem Organisationswandel unterziehen muss und damit auch seine Werte ändert (vgl. Oelsnitz 1999: 151). Denn die Wirtschaftssituation scheint mehr denn je Flexibilität zu erfordern: „Wenn die Unternehmungen (...) Nutzen bieten und ihren Wert steigern wollen, müssen sie Altes konsequent auf seine Brauchbarkeit prüfen, eingefahrene Gleise aufbrechen, Barrieren zwischen Verantwortungsebenen, Funktionsbereichen und regionalen Einheiten abbauen, mit anderen Worten, eine innere Dynamik entwickeln, die der Dynamik des Umfeldes angemessen erscheint." (Gomez, Müller-Stevens 1994: 108, zit. nach Weibler 1997: 27) In Hinblick auf „rezessive Konjunkturphasen und spektakuläre Niedergänge vormals erfolgreicher Großunternehmungen" rückte „sehr bald auch die personale Seite der Unternehmenssteuerung in den Blickpunkt" (Weibler 1997: 27). Die Forscher diagnostizierten bei den Verantwortungsträgern „ein Defizit an zukunftsgerichteten Verhaltensweisen" (Weibler 1997: 27). Die Top-Manager schienen nicht in der Lage zu sein, die „Mitarbeiter für die Ziele der Unternehmung begeistern zu können" (Weibler 1997: 27). Bei den Unternehmen, die trotz der schwierigen Marktlage erfolgreich blieben, machten die Forscher/-innen die Persönlichkeit des Führenden als Ursachen für den Erfolg aus (vgl. Weibler 1997: 28). „Ihm oder ihr wurden charismatische Züge attestiert, die sich etwas verkürzt in den Begriffen „Vision" und „Begeisterungsfähigkeit" verdichten lassen." (Weibler 1997: 28)

5.1.2 Entrationalisierung – Berücksichtigung der emotionalen Bedürfnisse der Mitarbeiter/innen

Die transformationale Führung, die das Charisma-Konzept Webers aufgreift, scheint die emotionalen Bedürfnisse der Mitarbeiter/innen besser zu berücksichtigen als andere Führungsstile. „Weber stellt die Emotionalität und das Irrationale dem Rationalen der aufgeklärten Welt kontrastreich gegenüber und stellt der Entzauberung der Welt durch die Aufklärung eine magische, „wundervolle" Verzauberung durch den Charismatiker gegenüber" (Hillenkötter 2008: 7).

Der Journalist Matthias Matussek malt in seiner Spiegel-Titelgeschichte „Das Lodern von innen" wortgewaltig das Bedürfnis der Alltagsgestressten nach einer charismatischen Lichtgestalt aus: „Der Tag im Büro war beschissen, der Nachrichtensprecher liest seine Katastrophen gewohnt teilnahmslos vom Blatt, das Wetter ist auch wieder mies, und der Club of Rome sagt das Ende der Welt in 30 Jahren voraus, wenn nicht SCHNELL etwas passiert. Wir stecken fest in diesem Sirup aus Mutlosigkeit und Langeweile (...) Wie wäre einer, der mit der Vorsehung im Bunde wäre?" (Matussek 2012: 152)[14]

Bretz[15], ein Befürworter des charismatischen Führungsstilmodells, beschreibt die rationale Führung, von der sich seiner Meinung die charismatische Führung wohltuend abhebe, folgendermaßen: „Menschen werden zu spezialisierten, aus „Sachzwängen" geformten Bausteinchen, die in ein ausgeklügeltes Mosaik organisatorischer Aufgabenerfüllung passen müssen." (Bretz 1990: 110). „Zentrale Aspekte des „Menschseins an sich"" (Bretz 1990: 110) wie z. B. „Kreativität und Individualität, Emotion und Initiative" (Bretz 1990: 100) seien „am Werkstor abzugeben, um in der Freizeit – zum „Genuß" – wieder hervorgeholt zu werden." (Bretz 1990: 110) Der Job werde zu einem lästigen Übel (vgl. Bretz 1990: 110). Demgegenüber stehen die „Persönlichkeiten, die wieder Freude am Neuen und Schöpferischen, an Intuition und gesundem Menschenverstand in den Prozess der Führung einbringen" (vgl. Bretz 1990: 110). Die bürokratisch verknöcherten Unternehmen müssten revitalisiert werden (vgl. Bretz 1990: 110). Ebenso wie es in der christlichen Kirche Bestrebungen gibt, den Glauben charismatisch zu erneuern, um eine verkrustete Organisation zu revitalisieren, so könne in der betriebswirtschaftlichen Führungslehre „der „innere Motor" des charismatischen Prozesses" (Bretz 1990: 112) genutzt werden (vgl. Bretz 1990: 112). Bretz gerät ins Überschwängliche: „Die charismatischen Organisationsprinzipien selbst (Demut, Dienst, Liebe) zielen auf Transzendenz und damit Dynamik, Innovation und Wandel, das Durchbrechen der Fesseln des Status Quo, des allzu engen Egos." (Bretz: 1990: 113)

Neuberger, der gegenüber dem charismatischen bzw. transformationalen Führungsstilmodell einen kritischen Standpunkt einnimmt, erklärt, wieso das charismatische Führungsstilmodell viele Menschen so stark anspricht: „Je mehr Rationalisierung, Technisierung und Objektivierung fortschreiten, desto größer wird das Defizit an Körperlichkeit, Sinnlichkeit und Emotionalität und desto stärker das Kompensationsverlangen." (Neuberger 2002: 218) Neuberger hat an der charismatischen Führung eroti-

---

[14] Dieser Rückgriff auf einen allenfalls als „populärwissenschaftlich" zu bezeichnenden Artikel sei verziehen, aber Matussek stellt die Situation der „Charismahungrigen" lebensnaher und plastischer als die Fachautor/-inn(en) dar. Immerhin bezieht sich Matussek intensiv auf den Charismabegriff Max Webers und zitiert auch Avolio, einen ehemaligen Mitstreiter von Bernard M. Bass.

[15] Hartmut Bretz ist eine schillernde Gestalt; als promovierter Diplomkaufmann ist er Inhaber eines Möbelhauses, ist aber nebenher unter dem Namen „Atmaram" als Yogalehrer in Mainz aktiv (vgl. „http://www.yoga-vidya.de/center/mainz/start/tradition.html [Stand: 27.11.2014]").

sche Anteile entdeckt: „Charismatisch transformierende Führung ist mehr als `fun´, sie ist erotische Hingabe, orgiastisches Glück" (Neuberger 2002: 218) schreibt er, wohl nie um große Worte verlegen. Die charismatische Führungstheorie erkläre das Aufklärungs- und Emanzipationsmodell der Moderne, das auf Rationalität aufbaut, für gescheitert (vgl. Neuberger 2002: 218). „Die Aufklärung zeigt ihre dialektische Struktur am Umkippen in ihr Gegenteil, der Wiederkehr des Irrationalen." (Neuberger 2002: 218)

Hier scheinen Bretz und Neuberger zu übersehen, dass die Führenden, die die Emotionen bei ihren Mitarbeiter/innen entfachen, selbst rational handeln, auch wenn sie zuweilen selbst für ihre Ideen Begeisterung aufbringen und obwohl die Geführten durch die charismatische Führung dazu gebracht werden, ihre emotionalen Bedürfnisse zu befriedigen. Gemäß Weibler ist auch das charismatische Führungsstilmodell noch dem rationalen Paradigma verpflichtet, auch wenn „der Stellenwert von persönlichen Bindungen und Emotionen als eine Beeinflussungsgrundlage wesentlich deutlicher herausgearbeitet wird" (Weibler: 1997: 28). Laut Weibler haben sich nur die Techniken der Beeinflussung geändert, weil die Führenden nun nicht mehr zweckrational, sondern wertrational argumentieren würden, dabei aber nicht die rationalistische Grundannahme der Machbarkeit aufgeben (vgl. Weibler 1997: 28).

Es sind die Normen und Werte, die eine „emotionalisierende Kraft" entfalten und eine Unternehmenskultur schaffen (vgl. Weibler 1997: 29). Die auf die Beeinflussung von Emotionen spezialisierten Charismatiker/innen sind besonders gut geeignet, bei den Mitarbeiter/innen Normen und Werte hervorzurufen (vgl. Weibler 1997: 29).

Die bei den Mitarbeiter/innen hervorgerufenen Emotionen haben also einen instrumentellen Charakter und sollen die „Untergebenen" motivieren, ihre Leistungen zu steigern.

5.1.3 Steigerung der Leistungen der Mitarbeiter/innen

Der/die transformationale Führer/in steigert die Leistung der Mitarbeiter/innen mit seinen oben beschriebenen „I-Techniken"; hervorzuheben ist hier die emotionalisierende Kraft der Ideale und die Steigerung des Selbstbewußtseins der Mitarbeiter/innen:

1. Durch die transformationale Führung werden die Mitarbeiter/innen dazu gebracht, ihre Eigeninteressen den Zielen der Organisation unterzuordnen (vgl. Oelsnitz 1999: 151). Die Mitarbeiter/innen werden durch die transformationale Führungsperson zu besonderen Leistungen motiviert: „Letztlich soll der einzelne eine Identifikation, wenn nicht gar Hingabe entwickeln, die ihn sich weit

über das normalerweise zu erwartende Maß engagieren lässt." (Oelsnitz 1999: 151 f.)

2. Die Vorgesetzten geben den Mitarbeiter/innen ihr Selbstbewußtsein zurück. In einer zunehmend dynamischeren und komplexeren Welt haben die Mitarbeiter/innen nämlich ihre Kontrollüberzeugungen und die „Überzeugung, überhaupt noch etwas bewirken zu können" (Weibler 1997: 29), verloren. Die Erforschung der Leistungsmotivation hat herausgearbeitet, dass „der mangelnde Glauben an eigene Fähigkeiten vielfach mit einer mißerfolgsorientierten Persönlichkeitsstruktur einhergeht" (Weibler 1997: 29). Um den entgegenzuwirken, entwickeln die Charismatiker/innen Visionen und erzeugen bei den Mitarbeiter/innen das Gefühl, dass sich diese Visionen in die Praxis umsetzen lassen (vgl. Weibler 1997: 29). Auf diese Weise festigen die charismatischen Chefs das Selbstvertrauen ihrer Personals und aktivieren „bereits verloren gegangene Kontrollüberzeugungen" (Weibler 1997: 29) der Mitarbeiter/innen.

Bass bleibt theoretische Erklärungen zur Psychodynamik seiner Motivationstechniken weitgehend schuldig (siehe dazu auch Kapitel 5.2.2), doch immerhin verrät er uns, dass sein Führungsmodell auf „Maslows Gesetzen" aufbaut. Die Mitarbeiter/innen müssten vom Führenden auf der für sie relevanten Bedürfnisebene angesprochen werden (vgl. Bass 1985: 76). „The appeals used to stimulate performance range from altruism to greed." (Bass 1985: 75)

5.1.4 Empirische Belege für die Effektivität der transformationalen Führung

Es sind sehr viele Studien durchgeführt worden, um das transformationale bzw. charismatische Führungsstilmodell empirisch zu belegen. Hier soll nur eine besonders interessant wirkende Studie kurz vorgestellt werden. Howell führte unter Laborbedingungen eine Postkorbstudie durch, um den direktiven, den mitarbeiterzentrierten und den charismatischen Führungsstil miteinander zu vergleichen. Diese Studie hatte folgendes Design: Die Probanden sollten sich vorstellen, ein „Marketing-Leiter einer Sparte eines Industriebetriebs" (House 1987: 738) zu sein. Die Studienteilnehmer/innen mussten die einkommende Post bearbeiten und mussten hierfür über „profundes Führungswissen" (House 1987: 739) verfügen. Die Probanden unterstanden Führern, die vorher trainiert wurden, die Probanden entweder direktiv, mitarbeiterbezogen oder charismatisch zu führen (vgl. House 1987: 739). Während die direktiven Führer klar die Arbeitsmenge und die Leistungsstandards definierten und arbeitsbezogene Fragen beantworteten, dabei aber möglichst neutral blieben, so unterhielten sich die mitarbeiterbezogenen Führer mit den Probanden und sorgten für eine „komfortable

Gesamtsituation" (House 1987: 739). Die charismatischen Führer „artikulierten ein hochgespanntes Ziel" (House 1987: 739), brachten hohe Leistungserwartungen zum Ausdruck, stärkten aber auch das Selbstvertrauen der Probanden, dass sie diese Leistungserwartungen erfüllen können (vgl. House 1987: 739). Für jeden dieser Führungsstile wurden jeweils zwei Gruppen gebildet; die beiden Gruppen pro Führungsstil unterschieden sich in der „Gruppenproduktivitätsnorm", die durch verdeckte Mitarbeiter/innen, die sich als Probanden ausgaben, gesenkt oder gehoben wurde (vgl. House 1987: 739). Nach der Postkorbübung füllten die Probanden einen Fragebogen aus, in dem sie die Arbeitsaufgabe des Führers und die Arbeit der Gruppe einschätzten (vgl. House 1987: 740). Zusätzlich wurden die Ergebnisse der Postkorbübung qualitativ und quantitativ ausgewertet. „Die Befunde zeigten, daß charismatische Führer den stärksten Einfluß auf die Leistung und die Anpassung der Versuchspersonen hatten. Personen, die unter charismatischen Führern arbeiteten, zeigten ein höheres Maß an Aktivitäten, höhere Leistungsqualitäten, geringere Rollenunklarheit und eine höhere interpersonale Anpassung an den Führer als Personen, die unter den anderen Führungsstilen arbeiteten." (House 1987: 741) Nur den charismatischen Führern sei es gelungen, „die negativen Effekte der geringen Produktivitätsnorm zu überwinden" (House 1987: 741). Die Studie habe gezeigt, dass charismatisches Führungsverhalten erlernt werden könne, da den Schauspielern, die in dieser Studie die Führer/innen mimten, das Charisma antrainiert wurde.

Bass und Avolio haben den Fragebogen „Multifactor Leadership Questionnaire" (MLQ, Bass, Riggio 2006: 19) geschaffen, der in zahlreichen Studien - in verschiedenen Versionen und auch in modifizierter Form - angewandt wurde; diese Studien würden das transformationale Führungsstilmodell angeblich empirisch absichern (vgl. Bass, Riggio 2006: 19 ff.).

5.1.5 Charismatische Führung als Chance für Frauen

Wegen der zahlreichen dialektischen Winkelzüge der Autorin ist es schwierig, die 2006 erschienene Dissertation von Judith Schwartz eindeutig in das Pro- oder das Kontralager in Bezug auf die transformationale bzw. charismatische Führung einzuordnen.[16] Aber letztendlich scheint Schwartz das transformationale Führungsstilmodell als Chance für Frauen zu sehen, um vermehrt in Führungspositionen vorzudringen und an Macht mehr als bisher teilzuhaben. In ihrer Doktorarbeit bringt sie die feministische Theorie mit der charismatischen Führungstheorie in Verbindung und bedient sich der

---

[16] Die Uneindeutigkeit in der Positionierung von Schwartz scheint Methode zu haben, weil weibliche Texte angeblich flüssiger seien und keine feststehende Bedeutung haben (vgl. Schwartz 2006: 212).

Methoden der Diskursanalyse und der Dekonstruktion (vgl. Schwartz 2006: 5).

Obschon Schwartz konstatiert, dass „Führung ein Thema von Männern für Männer" (Schwartz 2006: 209) sei, so stellt sie doch die Frage: „Herrschende Herren und dämliche Damen?" (Schwartz 2006: 227). Schwartz entdeckt an der transformationalen Führungstheorie Widersprüchlichkeiten, die für weibliche Führung Raum lassen:

1. Die individuelle Bedachtnahme wird von Bass als rücksichtsvolles und unterstützendes Verhalten beschrieben, „Diese Stereotype finden sich in den Geschlechtsrollen wieder, wobei „weiblich" eben eindeutig mit Fürsorglichkeit, Personen- und Beziehungsorientierung sowie Emotionalität verbunden wird." (Schwartz 2006: 233) Die „Kehrseite der Medaille" sei allerdings, dass hier unter Weiblichkeit Mütterlichkeit zu verstehen sei (vgl. Schwartz 2006: 235). Dennoch biete der „Einbruch der Mütterlichkeit" an den Ort der Führung eine Chance zur „Neuorganisation (...) bestehender geschlechtlicher Segregation" (Schwartz 2006: 237 f.)

2. Die Vision ist eigentlich eher eine männliche Domäne, da das Sichtbare männlich sei. Doch durch Mimesis und Überanpassung der Frauen, bei gleichzeitigem Durschauen der „aufgezwungenen Stereotypen" (Schwartz 2006: 244), können auch Frauen Visionen entwickeln und vermitteln, wenngleich Frauen im „männlichen Diskursrahmen" nie ganz aufgehen würden (Schwartz 2006: 244).

3. Schwartz konstatiert, dass das charismatische Führungsstilmodell hauptsächlich „Klarheit, Starrheit und Festigkeit" (Schwartz 2006: 248) vermittelt, dass sich zum Beispiel in immer gleichen Verhaltensweisen der Führenden äußert. Festigkeit ist aber ein männliches Attribut (vgl. Schwartz 2006: 247). Doch die Einflüsse, die von außen auf eine Organisation einwirken, bringen Bewegung ins Spiel, so dass auch hier eine Chance für weibliche Führerinnen entsteht, da Flüssigkeit ein weibliches Attribut sei (vgl. Schwartz 2006: 248).

4. Oswald Neuberger spricht in Zusammenhang mit charismatischer Führung von Archetypen. Archetypen seinen „unbewußte, vor-strukturierende" (Schwartz 2006: 250) Kategorien, die den Führenden zugeschrieben werden (vgl. Schwartz 2006: 205). Neuberger hat in der sechsten Auflage seines Werkes „Führen und führen lassen" (2002) den männlichen Archetypen Vater, Sohn/Held und Geist noch die weiblichen Archetypen Mutter, Heldin und Begeisterte hinzugefügt (vgl. Schwartz 2006: 251). Erfreut schreibt Schwartz, dass sich bei Neuberger „die schönsten, kraftvollsten, eindeutigsten Verweise auf die Möglichkeit von spezifisch weiblicher Führung" (Schwartz 2006: 252) fänden

und es bliebe zu hoffen, „dass die Auseinandersetzung mit der Kategorie „Geschlecht" auch die weniger „abstrakten" Bereiche der Führungsforschung erreichen" (Schwartz 2006: 252) werde.

Schwartz kommt zur Schlussfolgerung: „Auch wenn Charisma und/oder Transformationale Führung „männliche" Konzepte sind, sind sie durchdrungen von Eigenschaften und Verhaltensweisen, die klassischerweise als „weibliche" gesellschaftlich gekennzeichnet und wahrgenommen werden." (Schwartz 2006: 249) Hier ergibt sich also für Frauen die Chance, mehr als bisher an Führung teilzuhaben, denn Charisma sei „keine männliche Eigenschaft und Führung nichts, was nur von Männern übernommen werden kann – Frauen steht diese Position genauso zu" (Schwartz 2006: 255).

5.2 Argumente gegen das transformationale Führungsstilmodell

Die Contra-Argumente gegen das transformationale Führungsstilmodell kommen aus unterschiedlichen Richtungen und der Fokus der Kritik ist unterschiedlich. So wurden in der Literatur, die diesem Kapitel zu Grunde liegt, vier verschiedene Sorten von Kritik vorgefunden:

1. **Selbstkritik aus der Warte der Befürworter/innen des transformationalen Führungsstilmodells:** Hierzu zählen Überlegungen von Tartler et al. zum MLQ-Fragebogen (Kap. 5.2.1) und die Diskussionen, die sich Burns und Bass zur ethischen Problematik des transformationalen Führungsstilmodells lieferten (Kap. 5.2.6). Von Hauser, einem weiteren Befürworter des transformationalen Führungsstilmodells, kommt ebenso Kritik an den empirischen Belegen (Kap. 5.2.1). Hauser hat sich auch mit den impliziten, problematischen Annahmen des transformationalen Führungsstilmodells beschäftigt (Kap. 5.2.4). Steyrers Beschreibung des Narzissmus als psychische Ursache für das Charisma-Phänomen hingegen ist hier ein Sonderfall; Steyrer steht dem transformationalen Führungsstilmodell wohlwollend gegenüber und fasst seine Erklärung wohl eher deskriptiv und neutral auf; nichtsdestotrotz ist der Narzissmus, den Steyrer beschreibt, für viele eine Grundlage für Kritik an der transformationalen Führung.

2. **Kritik an einzelnen Aspekten des transformationalen Führungsstilmodells in Texten, die sich auch auf das transformationale Führungsstilmodell beziehen:** Die folgende Tabelle zeigt auf, welcher Autor bzw. welche Autorin sich welchem Aspekt des transformationalen Führungsstilmodells kritisch zugewandt hat:

Tab 2: Kritiker/innen und ihre Themen

Autor/in	Aspekt
Achouri 2011	• offene Fragen (5.2.2); • Kohärenz (5.2.3).
Hanft 1994	• Kritik an den empirischen Belegen (5.2.1); • implizite, problematische Annahmen (5.2.4); • Begriff „Führer" (5.2.5.3); • Romance of Leadership (5.2.9).
Kammel, Hentze 1996	• Kritik an den empirischen Belegen (5.2.1); • Begriff „Vision" (5.2.5.1); • Narzissmus (5.2.7); • Romance of Leadership (5.2.9); • Nachfolgeproblematik (5.2.11); • gesellschaftliche Tendenzen (5.1.13).
Tourish 2013	• implizite, problematische Annahmen (5.2.4); • Begriff „Charisma" (5.2.5.2); • Narzissmus (5.2.7); • Romance of Leadership (5.2.9).
Oelsnitz 1999	• Weitreichender Einfluss auf das Gefühlsleben (5.2.8); • Dysfunktionalitäten (5.1.12).
Weibler 1997	• Kohärenz (5.2.2); • implizite, problematische Annahmen (5.2.4); • Romance of Leadership (5.2.9); • Potential zur Besetzung der Stellen mit Charismati-kern (5.2.10); • Nachfolgeproblematik (5.2.11); • gesellschaftliche Tendenzen (5.2.13)
Wunderer, Dick 2003	• ethische Problematik (5.2.6); • Potential zur Besetzung der Stellen mit Charismati-kern (5.2.10); • Dysfunktionalitäten (5.1.12); • gesellschaftliche Tendenzen (5.2.13).

3. **Kritik an einzelnen Aspekten des transformationalen Führungsstilmodells in Texten, die sich nicht direkt mit dem transformationalen Führungsstilmodell befassen:** Hierzu zählt die Kritik am Begriff der Vision durch Wehrle und Kanning (Kap. 5.2.5.1); während Wehrle sich in seinem Sachbuch mit den Tücken des Büroalltags auseinandersetzt, so unterzieht der Arbeits- und Organisationspsychologe Kanning Aussagen und Strategien der sogenannten Erfolgstrainer/innen einer kritischen Prüfung. Hochschild befasst sich nicht direkt mit dem transformationalen Führungsstilmodell, sondern sie untersucht die Emotionsarbeit der Flugbegleiter/innen einer großen amerikanischen Fluglinie (Kap. 5.2.8); doch Hochschilds Kritik an der „Kommerzialisierung der Gefühle" lässt sich auch auf die transformationale Führung beziehen, denn wenn Bass von „emotionally arousing, animating, enlivening" (Bass 1985: 62) der „followers" durch den „leader" schreibt, meint er nicht nur die Beziehungsgestaltung zwischen Führendem und den Mitarbeiter/innen, sondern auch die Haltung der Mitarbeiter während der Arbeit: „(...) Führung durch Inspiration (...) kann sogar exaltierend auf die Untergebenen in ihrem Leistungshandeln wirken." (Bass 1986: 83)

4. **Kritik aus einer wechselnden Perspektive:** Schwartz hat in ihrer Dissertation sowohl Pro- als auch Contra-Argumente für bzw. gegen das transformationale Führungsstilmodell angeführt. Hier wird ihre Kritik an der Benachteiligung der Frauen in der Literatur zur transformationalen Führung dargelegt (Kap. 5.2.14).

5.2.1 Kritik an den empirischen Belegen

Die Kritik an den empirischen Belegen, die angeblich eine Überlegenheit des transformationalen Führungsstil gegenüber anderen Führungsstilen beweist, setzt bereits beim Erhebungsinstrument, dem MLQ-Fragebogen, an. Der MLQ enthält 5 Dimensionen zur transformationalen Führung, 3 Dimensionen zur transaktionalen Führung und die Laissez-faire-Dimension. Darüberhinaus erfasst das Instrument drei Effizienzkriterien. Die nun folgende beispielhafte Kritik am MLQ bezieht sich auf einen Auszug dieses Instruments, die Dimensionen zur transformationalen Führung und die Effizienzkriterien.

Tab 3: Dimensionen zur Messung der transformationalen Führung und Dimensionen zur Messung der Effizienzkriterien (vgl. et al. 2004: 260)

Tranformationale Führung	MLQ-interne Effizienkriterien
Idealized Influence Attributed (IIa)	Extra Effort (ExEff)
Idealized Influence Behavior (IIb)	Effectivness (Effec)
Inspirational Motivation (IM)	Satisfaction (Sat)
Intellectual Stimulation (IS)	
Individualized Consideration (IC)	

Von einer Forschergruppe um Felfe wurde der MLQ zusammen mit einem von Felfe et al. 1996 erstellten Instrument zur Erfassung der Arbeitszufriedenheit (AZ) und einen von Felfe et al. 2003 kreierten Instrument zum emotionalen, organisationalen Commitment (Engagement) eingesetzt (vgl. Tartler et al. 2004: 260). Dabei stellte sich folgendes heraus:

- Die transformationalen Dimensionen korrelieren durchgängig hoch;
- Es ergaben sich hohe durchschnittliche Korrelationen zwischen den Dimensionen der transformationalen Führung und den MLQ-internen Außenkriterien;
- Dagegen waren die Korrelationen zwischen der transformationalen Führung und den externen Außenkriterien (den beiden Fragebögen von Felfe et al.) niedrig (vgl. Tartler et al. 2004: 260).

Es stellte sich den Forschern die Frage, ob die hohen Kovariationen auf inhaltlich ähnlichen Formulierungen zurückzuführen sind. Ein Item der Skala IM lautet z. B. „Die Person, die ich einschätze, äußert großes Vertrauen, dass die gesteckten Ziele erreicht werden." Dem gegenüber steht ein Item der Dimension „Extra Effort": „Die Person, die ich einschätze, erhöht meine Bereitschaft, mich stärker anzustrengen." (Formulierungen aus dem MLQ, deutsche Version, zit. nach Tartler et al. 2004: 261). Mit Hilfe eines semantischen Differentials wurde nun die Ähnlichkeit der Items getestet; bei einem semantischen Differential werden die Assoziationen ermittelt, die die Versuchspersonen mit den Begriffen oder Items verbinden. Auf mehreren Skalen, an deren Endpunkten sich gegensätzliche Adjektive wie z. B. stark und schwach befinden, mussten die Versuchspersonen ihre Assoziation mit dem Begriff bzw. dem Item verorten. In diesem Falle wurden 14 Adjektivpaare gegenübergestellt. Obwohl die Ähnlichkeitskoeffizienten breit gestreut waren, so ergab sich eine hohe mittlere Ähnlichkeit zwischen den beiden Items (siehe Abb. 1).

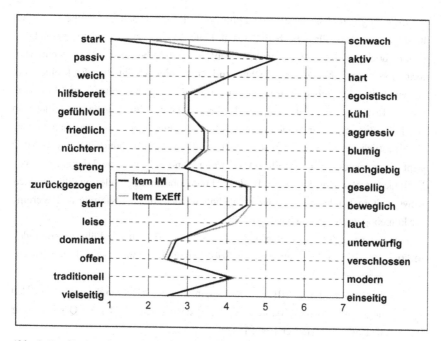

Abb. 1: Profile für 2 Aussagen zum MLQ. Quelle: Tartler et al. 2004: 262.

In Folge dessen wurden die Items aus den Erfolgsdimensionen umformuliert und der auf diese Weise entstandene Fragebogen in einer weiteren Studie angewendet. Tatsächlich ergab sich nun eine niedrigere Korrelation zwischen der Dimension IM und der Erfolgsdimension ExEff. Es sei hier von einer Konfundierung auszugehen, also dem Vorhandensein eines Störfaktors, der auf den Prädiktor (also die transformationalen Dimensionen) und die Kriterien zugleich sich auswirke. In diesem Falle wurde als Störfaktor ein Halo-Effekt angenommen, d. h. ein Begriff überstrahlt die anderen: „Im Rahmen des menschlichen Urteilsprozess tendieren alle Skalen dazu, sich in ihrer Bedeutung in Richtung des dominanten Attributs eines zu beurteilenden Konzeptes zu verschieben". (Tartler et al. 2004: 261) Die Konklusio: „Obwohl der mit dem semantischen Differential erhaltene Effekt nur gering ist, lässt sich trotzdem auf der Basis der beiden Analysen folgern, dass durch ähnliche Formulierungen der Zusammenhang zwischen unterschiedlichen Konstrukten überschätzt wird." (Tartler et al. 2004: 262)

Aus dem Text „Validierung einer deutschen Version des "Multifactor Leadership Questionnaire" (MLQ Form 5 x Short) von Bass und Avolio (1995)" von Felfe wird allerdings ersichtlich, dass er grundsätzlich den MLQ für ein geeignetes Instrument zur Erfassung von Führungsstilen und Führungsstileffizienz hält, nur einige Umformulierungen der Items für nötig befindet (vgl. Felfe 2006b: 74). Das scheint verwunderlich, da doch die oben beschriebene zweistufige Analyse bewiesen hat, dass eine Umformulierung zu ganz anderen Ergebnissen kommt; hier scheint aber das Problem der Beliebigkeit zu entstehen; je nach Formulierung der Fragebogenitems erhält man ein anderes Ergebnis. Das bedeutet, dass das Ergebnis einer Studie ganz wesentlich von den Formulierungen der Fragebogenitems abhängt, nicht aber von den Phänomenen, die eigentlich gemessen werden sollen. Die Validität des Erhebungsinstruments MLQ steht daher insgesamt im Zweifel. Als Lösung käme hier nur eine Triangulation von Methoden in Betracht, bei der z. B. durch Feldbeobachtungen oder qualitative Interviews weitergehende Informationen eingeholt werden, die zur Klärung und Wertung der Fragebogenauswertung beitragen könnten.

Selbst Hauser, der im Großen und Ganzen das charismatische Führungsstilmodell befürwortet, sieht in den Methoden zur Erforschung charismatischer Führung erheblichen Verbesserungsbedarf:

- Es sollte eine breitere Basis von Messinstrumenten verwandt werden, um den „single method bias" (störender Effekt) zu vermeiden. Der MLQ sei zu sehr umstritten (vgl. Hauser 1999: 1018)
- Qualitative Untersuchungen sollen den quantitativen Untersuchungen vorangestellt werden, um u. a. konzeptionelle Klarheit zu gewinnen (vgl. Hauser 1999: 1018).
- Um den Prozess der charismatischen Führung besser zu verstehen, sollten auch Longitudinalstudien durchgeführt werden und nicht nur, wie bisher, Querschnittstudien (vgl. Hauser 1999: 1018).
- Die bisher vernachlässigte wechselseitige Abhängigkeit von Führenden und Geführten müsse klarer erfasst werden (vgl. Hauser 1999: 1018).

Während also Felfe und Hauser noch um die Rettung des MLQ bemüht sind, so bewertet Schwartz den MLQ eindeutig kritisch: „Was Bass also mittels des MLQ abbilden kann, ist die Meinung von Männern darüber, was Transformationale und Transaktionale Führung sein sollte und das im Sinne einer Endlosschleife und einer positiven Rückverstärkung. Die Hypothesen darüber, was Transformationale Führung bedeuten kann, sind so nicht selbst überprüft worden, sondern einzig die Abbildungsschärfe der entwickelten Items. Wer und was beschrieben wurde, waren zum allergrößten Teil Männer und deren „männliches" Führungsverhalten." (Schwartz 2006: 231)

Die weiter oben beschriebene Postkorbstudie von Howell wird von Hanft aus folgenden Gründen kritisiert:

1. Die Auswertung der Inszenierungen bleibt oberflächlich, weil die Szenen nur interpretiert werden, aber der „interaktionale Charakter charismatischer Phänomene völlig vernachlässigt" (Hanft 1994: 48) werde.

2. Es sei zweifelhaft, ob man die Ergebnisse aus Laborexperimenten auf Alltagssituationen übertragen könne. Die Bedingungen in Laborexperimenten seien optimal und störende Einflüsse würden ausgeschaltet; die Probanden können sich den Beeinflussungsversuchen nicht entziehen und seien außerdem darauf bedacht, den Erwartungen der Versuchsleiter/innen zu entsprechen (vgl. Hanft 1994: 48). „Im Alltag sind Führer wie Geführte dagegen mit der Bewältigung komplexer Situationen konfrontiert, die von ihnen ständig neue Interpretationen und Handlungsentwürfe verlangen, in denen die Führer-Geführten-Beziehung nur ein Element darstellt." (Hanft 1994: 49)

Kammel und Hentze beanstanden bei der empirischen Erforschung der charismatischen Führung, dass nicht geklärt sei, „ob charismatische Führungsansätze in irgendeiner Weise zur Unternehmenseffizienz signifikant beitragen" (Kammel, Hentze 1996: 70). Die empirische Charismaforschung geht simplifizierend von der unbewiesenen Prämisse aus, dass heroisches Führungsverhalten eine wesentliche Determinante der Unternehmenserfolge sei und vernachlässige dabei aber das Geführtenverhalten (vgl. Kammel, Hentze 1996: 70). Dass heißt also, dass die Ergebnisse der Erforschung der transformationalen Führung durch Vorannahmen im Forschungsdesign mitbestimmt werden.

5.2.2 Offene Fragen

Cyrus Achouri wird es nicht müde, immer weitere offene Fragen des transformationalen Führungsstilmodells aufzuwerfen:

- Wie lässt sich das dem transformationalen Führungsstilmodell zu Grunde liegende Menschenbild begründen und herleiten (vgl. Achouri 2011: 191)?
- Die Herkunft der Eigenschaften des transformationalen Führers bleibt unklar (vgl. Achouri 2011: 190). Insbesondere gibt es keine Belege dafür, dass transformationale Führer als Kind einerseits Herausforderungen ausgesetzt waren, andererseits von den Eltern darin bestärkt wurden, diese Herausforderungen zu meistern (vgl. Achouri 2011: 198).
- Die transformationale Kommunikationstechnik werde nur angerissen (vgl. Achouri 2011: 200). Es bleibt offen, wie der Führer die Emotionen bei den Mit-

arbeitern weckt (vgl. Achouri 2011: 200); wie z. B. erzeugt der Führer bei seinen Mitarbeiter/innen Vertrauen (vgl. Achouri 2011: 191)?

- Wie schafft es die Führungskraft, dass sie Mitarbeiter/innen ihre Eigeninteressen den Gemeinschaftszielen unterordnen (vgl. Achouri 2011: 199)? Wie wird mit konfligierenden Mitarbeiterinteressen oder Zielkonflikten zwischen Unternehmens- und Mitarbeiterinteressen verfahren (vgl. Achouri 2011: 191)?

- Unklar bleibt, wie eine Führungskraft die Doppelrolle aus Coach und Führungskraft bekleiden kann: Wie wird der Interessenskonflikt in der Doppelrolle von Führungskraft und Coach aufgelöst (vgl. Achouri 2011: 191)? Die Art des Coachings wird nicht beschrieben. Handelt es sich um ein Fachcoaching oder um ein Persönlichkeitscoaching (vgl. Achouri 2011: 191)?

- Es fehlen Anforderungskriterien für die Rekrutierung des Managementnachwuchses (vgl. Achouri 2011: 197 f.).

- Der Weg zur Selbstentwicklung der Mitarbeiterinnen bleibt unbestimmt (vgl. Achouri: 2011: 192).

- Welche Organisationsstruktur muss vorhanden sein, um transformationale Führung zu ermöglichen (vgl. Achouri 2011: 198)?

- Ebenso bleibt offen, wie sich die transformationale Führung von der partizipativen Führung abgrenzt (vgl. Achouri 2011: 200).

Die Vielzahl von Achouris Fragen zielt auf die Psychodynamik der Beeinflussung der Geführten durch den Führer. Es scheint somit, dass hier die transformationalen Führungstheoretiker/innen eine Lücke von Webers charismatischer Führungstheorie geerbt haben und dies entweder nicht gesehen haben oder nicht sehen wollten. So schreibt Etzersdorfer über Webers Verhältnis zur Psychologie: „Weber wehrte sich mit Vehemenz gegen jeden Versuch, die Charismathese (wie sein gesamtes Werk) in die Nähe der Psychologie zu rücken, obwohl er sich Phänomenen widmete, die auch seinem Dafürhalten nach eindeutig im Feld der Sozialpsychologie lagen." (Etzersdorfer 2010: 258) Die Ursachen hierfür lagen wohl im Entwicklungszustand der Psychologie zu Webers Zeit und an dem damaligen „geringen Verbreitungsgrad der Psychoanalyse" (Etzersdorfer 2010: 258).

5.2.3 Kohärenzprüfung des transformationalen Führungsstilmodells

Die Kohärenz des transformationalen Führungsstilmodells wird angezweifelt:

1. **Menschenbild:** Das von Bass und Riggio beschriebene behavioristische Menschenbild passt mit seinen Grundannahmen über die Rationalität menschlichen

Handelns nicht zum transformationalen Führungsstil, der durch einen Austausch von Emotionen gekennzeichnet sei (vgl. Achouri 2011: 191).

2. **Größe der Organisation:** Die Verfechter des transformationalen Führungsstilmodells meinen, dass transformationale Führung in kleinen Organisationen effektiver sei, da „diese Zeit für persönliche Beachtung und enge Arbeitsbeziehungen ließen" (Achouri 2011: 193), obwohl doch charismatische Führungspersonen wie Gandhi „gerade ihre Ausstrahlung aus der Distanz und auf große unpersonalisierte Massen hatten" (Achouri 2011: 193).

3. **Erforschung beim Militär:** Achouri hat „Ungereimtheiten beim Militärvergleich" (2011: 195) entdeckt:

   a. Die transformationalen Eigenschaften werden besonders mit frei geführten Organisationen in Verbindung gebracht (vgl. Achouri 2011: 195), obwohl doch die Erkenntnisse über transformationale Führung von einer Studie über militärische Führung abgeleitet wurden (vgl. Achouri 2011: 194).

   b. „Die Analogie zum Militär ist auch deshalb erstaunlich, wenn man bedenkt, dass Frauen dem transformationalen Führungsstil eher zuneigen sollen als Männer (...)." (Achouri 2011: 195) Achouri scheint das Militär wohl (immer noch) für eine Männerdomäne zu halten.

   c. Die transformationalen Führungstheoretiker/innen lehnen den plumpen Zeitdruck auf Arbeit ab, obwohl solcherart Anweisungen sehr an das Militär erinnern würden (vgl. Achouri 2011: 195).

4. **Transaktionale und transformationale Führung:** Der transaktionale Führungsstil bleibt auch bei transformationaler Führung situativ vorhanden, doch der transaktionale Führungsstil enthält Probleme: keine Zielstrategie für die Mitarbeiter und die Weiterentwicklung des Mitarbeiters bleibt defizitär (vgl. Achouri 2011: 200).

5. **Selbstentfaltung und Individualität:** Obwohl die transformationale Führung die individuelle Berücksichtigung besonders betont, so tritt sie vor allem bei kollektivistischen Kulturen auf (vgl. Achouri 2011: 195). Die Behauptung, dass beim transformationalen Führungsstilmodell die „Unternehmensführer eine Selbstentfaltung der Mitarbeiter fördern" (Weibler 1997: 31) steht im Widerspruch zu der Abhängigkeit der Mitarbeiter/innen von einem autoritären Charismatiker. „Warum muß man erst eine Abhängigkeitsbeziehung entwickeln, um unabhängig zu werden?" (Weibler 1997: 31) Diese Kritik muss man vor allem vor dem Hintergrund des gegenwärtigen Trends zur Delegation von Ver-

antwortung auf Teams und einzelne Mitarbeiterinnen sehen, der in Kapitel 5.2.13 näher erläutert wird. Die charismatischen Führenden betreiben „Empowerment", ermächtigen also ihr Personal, doch im Grunde genommen handelt es sich beim charismatischen Führungsstil um einen autoritären Führungsstil.

6. **Globaler Anspruch des transformationalen Führungsstilmodells:** Während Bass und Riggio behaupten, dass ihr charismatisch-transformationaler Führungsstil global gelte, also Elemente daraus global geschätzte Führungsqualitäten seien, so weisen sie dennoch daraufhin, dass die Charakterisierung des Merkmals „charismatisch" von Land zu Land bzw. von Kultur zu Kultur unterschiedlich sein kann (vgl. Achouri 2011: 196). „Wenn das Attribut „charismatisch" aber kulturell und regional differiert, wie kann es dann zugleich ein universelles und globales Merkmal sein?" (Achouri 2011: 196)

7. **Fokus der Betrachtung:** Ausgerechnet die transformationalen Führungsstiltheoretiker/innen beanstanden, dass in der Führungsforschung der Fokus zu sehr auf die Führungskraft und zu wenig auf die Gefolgschaft gelenkt werde (vgl. Achouri 2011: 198). Doch die Transformationalisten setzen selbst am Führungsstil der Führungskraft an (vgl. Achouri 2011: 198 f.).

5.2.4 Implizite, problematische Annahmen

Implizite Annahmen sind Voraussetzungen einer Theorie oder eines Modells, die nicht expliziert oder begründet und stillschweigend als gegeben angenommen werden. „Eine Diskussion hierüber findet in aller Regel nicht statt." (Weibler 1997: 28) Weibler hat beim transformationalen bzw. charismatischen Führungsstilmodell eine ganze Reihe von impliziten Annahmen entdeckt, die „keineswegs unproblematisch" seien (Weibler 1997: 28). Wenn Weibler schreibt, dass eine der impliziten Annahmen es sei, dass „Organisationen (...) aus einer Binnenperspektive heraus hinreichend zu beschreiben" (Weibler 1997: 28) seien, meint er wohl, dass das Handeln der Akteure in einem Unternehmen (Vorgesetzte und Mitarbeiter/innen) vor allem durch unternehmensinterne Vorgänge und Aktionen beschrieben wird, die Außeneinflüsse also ausgeblendet werden.

Eine weitere implizite Annahme sei es, dass eine Organisation lenkbar sei, „im Extrem durch einen Einzelnen" (Weibler 1997: 28). Hier ist an die Systemtheorie zu denken, die den Menschen als ein autopoetisches System darstellt, das man gar nicht direkt von außen beeinflussen, sondern höchstens in Unruhe versetzen kann. Auch klingt hier die Kritik an, auf die bei dem „Romance of Leadership"-Einwand ausführlicher eingegangen wird.

Außerdem wird beim transformationalen Führungsstilmodell laut Weibler angenommen, dass Organisationen vor allem „nach einem hierarchischen und zentralistischen Prinzip" (Weibler 1997: 28) funktionieren. Ob das die transformationalen Führungsstiltheoretiker wirklich glauben, ist eher nicht anzunehmen, da sie wissen werden, dass ein Unternehmen auch demokratisch, kooperativ oder genossenschaftlich geführt werden kann. Allerdings scheint der transformationale Führungsstil dann am besten in die Praxis umsetzbar zu sein, wenn das Unternehmen straff „from-top-to-down" durchstrukturiert ist, weil sonst die Wirkung des charismatischen Vorgesetzten sich zerstreut. Insofern ist diese vermeintliche implizite Annahme weniger eine Vorstellung über die Realität, als eine normative Forderung des transformationalen Führungsstilmodells.

Überzeugender ist da schon Weiblers Behauptung, dass beim charismatischen Führungsstilmodell stillschweigend angenommen wird, dass Organisationen „nicht aus einem System interdependenter Variablen" (Weibler 1997: 28) bestehen. Denn genauso wäre vorstellbar, dass der/die Vorgesetzte nicht nur seine Mitarbeiter/innen lenkt, sondern auch andersrum von ihnen beeinflusst wird. So beanstandet sogar Hauser, der das charismatische Führungsstilmodell eigentlich befürwortet, dass die „Feedbackschleife von den Effekten charismatischer Führung auf das Verhalten des Führenden und dessen Persönlichkeitsdispositionen (...) in den Führungstheorien völlig ignoriert wird" (Hauser 1999: 1017). Nach der Vorstellung der Charismatheoretiker ist die Wirkung von Verhalten jedoch unidirektional; die Beeinflussung verläuft also nur in eine Richtung, und zwar von der Spitze der Pyramide nach unten.

Auch ist fraglich, ob die individuelle Fürsorge der Führenden für die Mitarbeiter/innen wirklich zu einer Stärkung der Unternehmensziele führt. So schreibt Hanft: „Die häufig in der Literatur behauptete Interessensidentität von Organisation und Individuum bei der Entwicklung von Mitarbeitern verschleiert die realen Verhältnisse der betrieblichen Personalpolitik." (Hanft 1994: 45)

Schon 17 Jahre vor Tourish hat Weibler den Eindruck, dass bei der charismatischen Führung die Interessen und das Denken „aller Organisationsmitglieder (...) gleichförmig auszurichten" (Weibler 1997: 28) seien.

Teilt man diese in dem charismatischen Führungsstilmodell innewohnenden Grundannahmen nicht, steht auch das charismatische Führungsstilmodell selbst auf wackeligen Füßen. An dieser Darstellung der Implikationen des charismatischen Führungsstilmodells wird allerdings deutlich, dass eben diesem „ein vergleichsweise einfaches Organisations- und Verhaltensmodell zugrunde gelegt wird" (Weibler 1997: 28) und es ist die Frage, ob man damit der Komplexität der Vorgänge in einer Organisation noch gerecht wird.

5.2.5 Problematische Begriffe

Im Folgenden werden drei problematische Begriffe aus dem charismatischen bzw. transformationalen Führungsstilmodell herausgegriffen und einer kritischen Analyse unterzogen: Vision, Charisma und Führer. Es soll nicht hier der Eindruck entstehen, dass die Kritik am transformationalen Führungsstilmodell einseitig unterstützt wird, denn manche Einwände gegen die Begrifflichkeit lassen sich widerlegen. Denn während das Wort „Vision" inzwischen zu einer Schaumschlägervokabel verkommen ist und man sich mit dem Begriff „Charisma" mehr Probleme als Lösungen einhandelt, so ist die Bezeichnung „Führer" zwar historisch vorbelastet, ist aber dennoch so und in Modifikationen in vielen unbelasteten Zusammenhängen gebräuchlich (Reiseführer, Bergführer, Führerschein, Aufführung, Zuführung usw.)

5.2.5.1 Muss man mit Visionen zum Arzt?

> „Wenn eine Firma weiß, was sie will, tut sie es. Wenn sie es nicht weiß und nicht tun will, entwickelt sie eine Vision."
> (Wehrle 2011/2012: 101)

Henry Ford wird als eines der letzten authentischen Visionäre angesehen (vgl. Wehrle 2011/2012: 97), denn er formulierte eine für die damalige Zeit attraktive und auch realistische Vision: „Ich werde ein Automobil für das breite Volk bauen (...) Wenn ich damit fertig bin, wird jedermann in der Lage sein, sich dieses Auto zu leisten, und jedermann wird eines besitzen. Das Pferd wird von unseren Straßen verschwunden sein (...) wir werden einer großen Zahl von Menschen eine gut bezahlte Beschäftigung bieten." (Henry Ford, zit. nach Wehrle 2011/2012: 97). Tatsächlich hat sich diese „Vorhersage" bewahrheitet. Aber handelt es sich bei dem, was sich Ford vorgenommen hat, wirklich um eine Vision? Verfügte also Ford mit seiner Fähigkeit, vermeintliche „Visionen" zu entwerfen, über jene Schlüsselfähigkeit, die ein Charismatiker auf jeden Fall haben muss? In einem Punkt sind sich fast alle Charismatheoretiker einig: Ein(e) Charismatiker/in sollte Visionen erzeugen können. Hauser hat bei seinem Vergleich von neun verschiedenen Charismakonzepten nämlich festgestellt, dass „die Kommunikation von visionärem Gedankengut mit Ausnahme Steyrers über alle Ansätze hinweg als die einzige allgemein anerkannte Verhaltensweise eines charismatischen Führers gilt" (Hauser 1999: 1007).

Sehen wir uns also die Definition des Wortes „Vision" genauer an. Verschiedene einschlägige Wörterbücher verschaffen über das breite Bedeutungsspektrum des Wortes „Vision" einen Überblick. Das Wort „Vision" wurde im mittelhochdeutschen vom lateinischen Substantiv „visio" für „das Sehen", „der Anblick" und die „Erscheinung" abgeleitet (vgl. Dudenredaktion 2006: 901). Im Deutschen erhielt das Wort „Vision" die folgenden Bedeutungen:

1. In der **Religion** bedeutet Vision so etwas wie „inneres Gesicht", „Offenbarung", „Erscheinung" (Bünting, Karatas 1996: 1281 f.) oder „Traumgesicht" (Dudenredaktion 2006: 901). Beispiel hierfür ist die Offenbarung des Johannes: „Thema der klar apokalyptischen Offenbarung des Johannes ist der unmittelbare Triumph der Herrschaft Gottes (...) Die Visionen von Gottesherrschaft, universalem Gericht und neuer Weltenzeit („Äon") sind mit rätselhaften Sprachbildern, Symbolen und allegorischen Szenen angereichert." (Broecker 2014: 141)

2. Bezogen auf die **Zukunft** bezeichnet eine Vision ganz neutral einen „Zukunftsentwurf" (Dudenredaktion 1996: 807), „Bild von der Zukunft" (Mutmann, Eberts 2011: 908) oder eher kritisch eine „Utopie" oder gar ein „nicht zu verwirklichendes Idealbild" (Bünting, Karatas 1996: 1281).

3. In der **Psychologie** hat das Wort „Vision" vor allem eine pathologische Bedeutung. So werden Wahrnehmungsirrtümer wie „optische Halluzinationen" (Bünting, Karatas 1996: 1281) oder „Trugbilder" (Bünting, Karatas 1996: 1281; Dudenredaktion 2006: 901) als Visionen bezeichnet. Hier wäre z. B. an eine Fata Morgana in der Wüste zu denken. Auch ein „Traumbild" kann eine Vision sein (Dudenredaktion 1996: 807), wobei ein „Traumbild" wahrscheinlich nur ein Bild aus einem Schlaftraum ist, während das „Traumgesicht" eine Vorhersehung zu sein scheint.

Die 1. und die 2. Bedeutung überschneiden sich, da sowohl die Offenbarung als auch die Utopie Zukunftsbilder sind; hier wird einmal mehr der quasi-religiöse Charakter des transformationalen Führungsstilmodells deutlich.

Die Autoren Mutmann und Eberts, die einen „visionären Führungsstil" propagieren, beschreiben in einem Beitrag in „Die Schwester/Der Pfleger", wie sie in einem Krankenhaus in Nordrhein-Westfalen einen Nachtdienst in der interdisziplinären Ambulanz wegrationalisiert und dessen Aufgaben auf das noch verbliebene Personal verteilt haben. Da könnte man sich viel mitreißendere Visionen vorstellen. Entscheidend ist aber, dass Mutmann und Eberts die Begriffe „Vision" und „Ziel" synonym verwenden: „Die Vision, die sie vor Ihren Augen sehen, existiert erst einmal nur in ihrem Kopf. (...) Erst wenn sich ein Großteil der Mitarbeiter mit dem Ziel identifizieren kann und an einem gemeinsamen Bild mitwirken will, kann die Realisierung funktionieren." (Mutmann, Eberts 2011: 910) Kanning wendet zu dieser häufig vorkommenden synonymen Verwendung von „Ziel" und „Vision" ein: „Im wissenschaftlichen Sprachgebrauch würde man hingegen deutlich trennen. Visionen kommen fast einer Utopie gleich. Sie beschreiben einen Zustand, den wir als Idealfall unseres Lebens anstreben, obwohl wir selbst wissen, dass dieser Fall in der erwünschten Form so wohl niemals eintreten wird. (...) Ziele, die wahrhaft motivieren, sind hingegen weitaus konkreter. Auch weisen sie einen starken Realitätsbezug auf." (Kanning 2007: 70 f.) Kennzeichnend für die Vision ist also vor allem ihre Unerreichbarkeit, weswegen auch Texte und nicht nur Bilder dementsprechend Visionen sein können („Zukunftsentwurf").

Der Begriff der Vision wird aber nicht nur indifferent verwendet, sondern darüberhinaus wird er völlig überbewertet: „Eine Vision zu haben, ist der wirksamste Antrieb, die beste Motivation, um Menschen und Teams langfristig erfolgreich zu begeistern und zu führen." (Mutmann, Eberts 2011: 909) Eine Vision taucht allerdings weder in der Motivationstheorie von Maslow (dem die „Bedürfnispyramide" zugeschrieben wird), noch in der Triebtheorie Sigmund Freuds auf. Darüberhinaus ist die Motivationsforschung bisher den Nachweis schuldig geblieben, dass *Visionen* motivierend wirken können, während sie hingegen tatsächlich nachweisen konnte, dass *Ziele* auf die Mitarbeiter/innen anspornend wirken (vgl. Nerdinger 2003, zit. nach Kanning 2007: 75). „Eine zentrale Erkenntnis aus den einschlägigen Untersuchungen ist allerdings, dass die Ziele zwar eine Herausforderung darstellen sollen, in ihrem Schwierigkeitsniveau aber nicht zu groß sein dürfen. Während zu leichte Ziele keine Aktivität anregen, weil ich der Aufwand nicht lohnt, schrecken zu hohe Ziele ab." (Kanning 2007: 75) Motivierende Ziele müssen realistisch, präzise formuliert und konkret sein (vgl. Kanning 207: 76).

Aber nicht nur, dass ein Nachweis für die motivierende Kraft der Visionen fehlt, so können Visionen sogar den gegenteiligen Effekt auslösen: „Mit anderen Worten, überzogene Ziele, die nicht erreicht werden können, führen zwangsläufig zu Frustration und wirken langfristig demotivierend." (Kanning 2007: 76)

Die Ursache für die Wirklichkeitsfremdheit der Visionen ist, dass sie „zu sehr auf persönliche Überzeugungen und deren Kultivierung, auf Intuition und zu wenig elaborierte Ideen bei der Generierung von Visionen zurückgreifen" (Kammel, Hentze 1996: 71). Die visionär Führenden ermitteln nicht ausreichend die Markterfordernisse, kalkulieren den Ressourcenbedarf falsch und passen das Unternehmen nicht ausreichend dem permanenten Wandel an (vgl. Kammel, Hentze 1996: 71).

Vom Irrtum zum Vorsatz: Während Kammel und Hentze die Visionen zwar als unrealistisch, aber immerhin als gut gemeint auffassen, so stellt Wehrle die Visionen als Blendwerk zur Täuschung der internen und externen Kunden eines Unternehmens dar (vgl. Wehrle 2011/2012: 99 f.). Sie würden alle aus „demselben Textbaustein-Kasten" aus „Modevokabeln" (Wehrle 2011/2012: 97) zusammengestellt und stellen nichts außer einer Ersatzhandlung dar: „Wo der Umgang harmonisch ist, muss die Harmonie nicht herbeivisioniert werden." (Wehrle 2011/2012: 99) Weil aber zwischen Vision und Realität eine „unüberbrückbare Kluft" bestehe, empfände der Mitarbeiter die Vision als „demotivierende Heuchelei" (Wehrle 2011/2012 99 f.).

5.2.5.2 Charisma mit Leuchtkraft

Das Wort „Charisma" ist die Umschrift des griechischen Wortes χάρισμα für „Gnaden-gabe, -geschenk" (Menge 1910/1975: 479). Burns verzichtet auf die Verwendung des Begriffs „Charisma", weil dieser Begriff in der Literatur so vieldeutig verwendet wird: „The word [charisma] has been so overburned as to collapse under close analysis." (Burns 1978: 244)

Rätselhaft ist beispielsweise, wieso als Charisma nicht nur das Gnadengeschenk Gottes bezeichnet wird, sondern auch die besondere Ausstrahlungskraft eines Menschen (vgl. Bünting 1996: 211; Dudenredaktion 1983: 74; Dudenredaktion 1996: 188; Dudenredaktion 2006: 124 f.). Sicherlich deutet sich schon bei Sohm an, dass der Charismatiker irgendetwas an sich haben muss, dass ihn mehr als nur zu einem rationalen Verwalter macht. Doch wie kommt man von Gnadengeschenk auf „besondere Ausstrahlung"? Dies geht aus dem Paulusbrief an die Römer nicht hervor, der lediglich fordert, dass jeder entsprechend seiner von Gott bestimmten Aufgabe handeln soll.

„Gnadengabe" und „Ausstrahlung" erscheinen als zwei Begriffe, die erst mal gar nichts miteinander zu tun haben, aber Matussek bringt sie in seinem Artikel „Das Lodern von innen" dennoch in einen Zusammenhang: „Am „Eindrucksmanagement" lässt sich wohl feilen, aber der charismatische Kern, das Feuer, das lässt sich nicht trainieren. Das lodert und bricht aus. Der Charismatiker leuchtet von innen." (Matussek 2012)

Eine Metapher ist ein indirekter Ausdruck, der uns durch den Verweis auf Ähnlichkeiten zwischen Dargestelltem und Darstellung assoziativ etwas deutlich machen will; natürlich strahlt die Person nicht wirklich, denn von ihr gehen weder Lichtstrahlen aus, noch ist sie radioaktiv kontaminiert. Doch die Lichtmetaphorik kommt nicht von ungefähr: Die biblische Pfingstszene, bei der der heilige Geist seine Gnadengaben auf die Jünger Jesu ausschüttet, wird in der bildenden Kunst mal als Niedergang von Feuer, mal als Herabsendung von Lichtstrahlen dargestellt.

Die Lichtmetaphorik bei der Beschreibung des Charismaphänomens lässt alles mögliche assoziieren: Aura und Aureole, Heiligenschein und Energiekörper, Äther- und Astralleib. Eine besondere Person scheint irgendwie zu leuchten, was zum Beispiel auch auf den Glamourfotografien der UFA-Stars zum Ausdruck kommt. Auf den Werbefotos und Zigarettenbildern der 20er und 30er Jahre werden Schauspieler/innen wie Hans Albers sehr häufig vom Licht umhüllt dargestellt (vgl. Krützen 1995: 28, 32, 33, 48 u.v.m.).

Würde aber Charisma durch die Geist-Licht-Metaphorik hinlänglich beschrieben werden können, dann wäre Charisma lediglich eine Eigenschaft einer Person. Die Fachliteratur ist sich aber über die Herkunft des Charismas gar nicht einig. Folgende Erklärungen zur Entstehung von Charisma werden gegeben:

1. „Charisma is something that has variously been described as residing in the person" (Tourish 2013: 24). Hier wird aber nicht klar, ob Charisma ein angeborenes Talent ist (vgl. Matussek 2012: 154 ff.) oder durch gezieltes „Charisma-Coaching" erworben werden kann (vgl. Sohr 2013: 75 ff.).

2. In anderen Darstellungen hängt jedoch das Charisma einer Person von ihrem Verhalten ab, weil sie also zum Beispiel verborgene Wünsche und Bedürfnisse der „Charismahungrigen" wachruft bzw. bedient oder sich auf spektakuläre Art exzentrisch benimmt.

3. Nach einer dritten Theorie sei Charisma „concerned with some aspects of social exchange" (Tourish 2013: 24). Das würde der Darstellung der Psychodynamik im Austausch zwischen Führer und Geführten entsprechen, so wie sie z. B. Steyrer darstellt (siehe weiter unten).

4. Charisma wird dem Führer bzw. der Führerin von den Geführten zugeschrieben (vgl. Tourish 2013: 24).

5. Charisma wird inszeniert (vgl. Herbst 2010: passim).

6. Charisma wird durch Gehirnwäsche („coercive persuasion") erzeugt (vgl. Tourish 2013: 40 ff.).

Sicherlich lassen sich einige dieser Theorien miteinander kombinieren, weil z. B. sowohl Eigenschaften, als auch Verhaltensweisen inszeniert werden können; ebenso erfolgt auch die Zuschreibung von Charisma nicht aus der leeren Luft, sondern wird mit Eigenschaften und Verhaltensweisen des als charismatisch Wahrgenommenen in Verbindung stehen, die dann aber in der Wahrnehmung überhöht werden. Es wäre eher unwahrscheinlich, dass eine Person, die so etwas gar nicht wünscht, als Charismatiker gefeiert wird.

Bei einer solch umfangreichen Bedeutungsvielfalt des Charismabegriffs hat Burns vielleicht gar nicht mal unrecht, wenn er den Begriff des Charismas verwirft, weil dieser Begriff eine historische Leuchtspur hinter sich herzieht.

5.2.5.3 Verengung des Führerbegriffs

Hanft stellte 1994 fest, dass die „neuen Führungskonzepte in der wissenschaftlichen Diskussion in Deutschland" (Hanft 1994: 42) weitgehend unbeachtet geblieben seien und führte dies darauf zurück, dass „einer „Führer"-orientierten Führungsforschung aus historischen Gründen großes Mißtrauen entgegengebracht" (Hanft 1994: 42) werde. Schon ein Terminus wie „Führer" ließ Unwohlsein aufkommen (vgl. Hanft 1994: 42).

Während die Einwände gegen die Begriffe „Vision" und „Charisma" noch gut nachvollziehbar sind, so ist der Kritik an der Bezeichnung „Führer" nicht zu entsprechen, weil Hitler den Führer-Begriff nicht erfunden hat. Etymologisch geht das Wort „Führer" auf das mittelhochdeutsche Wort „vüerer" zurück, eine Ableitung des Verbs „vüeren" (vgl. Dudenredaktion 2006: 241).

Der Historiker Ernst Nolte schreibt, dass das deutsche Wort „Führer" zu den „jüngsten Begriffen des allgemeinen und philosophischen Sprachschatzes" (Nolte 1971: 1128) zähle und dass in der Geschichte der Staatsphilosophie vielmehr Begriffe wie „`Herrscher´, `Regierung´, `König´, `Fürst´, `Despot´, `Tyrann´" (Nolte 1971: 1128) diskutiert worden seien. Nolte hat entdeckt, dass für den Begriff „Führer" „in den Lexika bis gegen 1900 allenfalls Bedeutungen wie `Fahn-Juncker´ oder `Berg-Führer´" (Nolte 1971: 1128) angegeben seien. Das „Auftauchen der allgemeinen Bedeutung" des Führerbegriffs sei ein „Symptom tiefgreifender sozialer Wandlungen" wie dem „Untergang der traditionellen Herrschaftsformen und der Infragestellung des Begriffs `Herrschaft´ überhaupt" (Nolte 1971: 1128). An dieser Schnittstelle befindet sich Weber.

Max Weber benutzte allerdings den allgemeinen Führerbegriff zu einer Zeit, als Hitler noch gar nicht als „Führer" bezeichnet wurde: Konrad Heiden, der „Verfasser der ersten bedeutenden Hitler-Biogaphie" (Fest 2002/2013: 83) aus dem Jahr 1936, behauptet, dass erst ab der zweiten Gründungsversammmlung der NSDAP am 27. Februar 1925 die Bezeichnung „Führer" für Hitler zum geflügelten Wort geworden sei (vgl. Heiden 1936/1980: 215 f.); Max Weber ist aber am 14. Juni 1920 bereits verstorben (vgl. Kaesler 1999: 191).

Hitler hat zwar den Begriff des Führers negativ geprägt, doch ist es falsch, mit dem Wort Führer einzig und alleine Hitler zu assoziieren. Büntings „Deutsches Wörterbuch" unterscheidet fünf Bedeutungen des Wortes Führer: „1 Person, die etw. leitet, an der Spitze von etwas steht (...) 2 Person, die etw. zeigt und erklärt (...) 3 Fahrer(in), Lenker(in) eines Kraftfahrzeugs 4 Buch, das Sehenswürdigkeiten abbildet, erklärt u. den Standort beschreibt (...) 5 [hist. NS-Staat] titelähnliche Bezeichnung für A. Hitler während seiner Herrschaft" (Bünting 1996: 410).

Es gibt aber ein weiteres Problem, wieso es schwierig ist, bei der Erörterung der charismatischen Führung auf das Wort „Führer" zu verzichten. In der angloamerikanischen Fachliteratur wird zwischen „leadern" und „managern" unterschieden, um einen vermeintlich inspirierten von einem angeblich technokratischen Führungsstil abzugrenzen. Wie aber übersetzt man das Wort „leader" ins Deutsche, wenn nicht mit dem Wort „Führer"? Gehen wir die Alternativen durch:

- Das Wort „Führende/r" klingt aufgrund der Substantivierung eines Verbs umständlich.

- Man könnte nun von „Leiter/innen" sprechen, doch ist dies eher ungewöhnlich; man kennt zwar Instituts- oder Heimleiter/innen, doch würde man einen Wirtschaftsboss eher nicht als „Leiter" bezeichnen. Außerdem wurde das Wort „Leiter" ebenfalls von den Nazis mißbraucht, da sie die Filmregisseure aus Argwohn gegenüber dem französisch-stämmigen Wort „Regisseur" trotzig-patriotisch als „Spielleiter" bezeichneten.

- Durch das Wort „Führungskraft" wird die Person entsubjektiviert und vergegenständlicht.

Abgesehen davon verwendet Max Weber den Begriff „Führer" in seinem Buch „Wirtschaft und Gesellschaft", d. h. *dem* Schlüsselwerk zur charismatischen Führungstheorie, und es wäre also ahistorisch, diesen Begriff nicht auch weiter zu benutzen. Das aus der Historie erwachsende Problem für das transformationale Führungsstilmodell ergibt sich nicht schon bei der Verwendung des Wortes „Führer", sondern erst konzeptuell, wie das folgende Kapitel über die ethische Problematik des transformationalen Führungsstilmodells zeigt.

5.2.6 Ethische Problematik

„Das Charisma hat eine weite Spannung. Es reicht vom Pfingstfest bis zum Völkermord, vom Christen zum Antichristen, vom Himmelsstürmer zum Höllenhund. Es ist furchterregend weit bespielbar."
(Matussek 2012: 155)

Da die transformationale Führung an kein bestimmtes ethisches Konzept geknüpft ist, kann sie auch von Personen mit schlechten, eigennützigen Absichten angewandt werden. Burns und Bass waren sich der ethischen Problematik der transformationalen Führung durchaus bewusst. Sie nannten dieses Problem das „Hitler Problem" (Burns im Vorwort zu Bass 2006: VII), da in vielen ihrer Seminare immer wieder von den Teilnehmer/innen der Einwand kam, dass doch auch Hitler Menschen und die Welt nachhaltig transformiert habe und viele Eigenschaften, die ein transformationaler Führer habe, auch bei Hitler festzustellen seien (vgl. Burns im Vorwort zu Bass 2006: VII). Burns habe der Darstellung von Bass zu Folge allerdings die Transformation ausschließlich als positives Phänomen angesehen: „Burns saw the transformation as one that was necessarily elevating, furthering what was good rather than evil for the person and the polity." (Bass 1985: 35) Dementsprechend sah Burns nur solche Präsidenten wie Franklin D. Roosevelt als transformationale Führer an; diese Ansicht scheint weltfremd zu sein, denn es ist kaum anzunehmen, dass Roosevelt immerzu nur das Gute tat, selbst wenn er aus der Perspektive der Politikbeobachter/innen als herausragender Präsident bewertet wird.[17]

„For Burns, Hitler was not a transformational leader, despite his sharp upward energization and mobilization of Germany for paranoid aggression at the expense of personal freedom, and persecution of dissenters and minorities." (Bass 1985: 20) Bass folgte daher seinem Lehrer Burns in diesem Punkt erst mal nicht, änderte seine Auffassung zur ethischen Implikation des transformationalen Führungsstilmodells allerdings mehrfach:

1. Zunächst hatte Bass eine neutrale-deskriptive Auffassung von der Transformation. Demgemäß war „Deutschland damals sehr wohl einem transformationalen Führungsprozess ausgesetzt gewesen", „auch wenn dieser höchst unmoralisch" war (Bass 1986: 35).

2. Später änderte Bass nach zahlreichen intensiven Diskussionen mit seinen Kollegen seine Meinung und führte den Begriff der *pseudotransformationalen Führung* ein, um damit eine eigennützige Form der transformationalen Führung zu beschreiben (Bass 2006: VII f.).

---

[17] So schrieb James Reston in der *New York Times* über F. D. Roosevelt: „Franklin Roosevelt managed to be a pretty good President, though even his idolatrous supporters concede that he took his advice from inside and outside the White House and even took a mischievous delight in playing off one staff or cabinet member against another." (Reston 1983: o. S.)

3. Zuletzt bezeichnete Bass die pseudotransformationale Führung als „inauthentic Leadership", womit allerdings keine wesentliche inhaltliche Veränderung seines Führungsstilmodells gegenüber der 2. Version verbunden war, zumal er den Begriff „pseudo-transformational" weiter benutzte (Bass 2006: VII; 5; 12 ff.).

Die Einführung eines weiteren Begriffs ist, so drängt sich der Eindruck auf, nichts weiter als ein Taschenspielertrick, um das transformationale Führungsstilmodell vor ethischen Bedenken zu retten. Es ist eben alles eine Frage der Definition und die wird notfalls konstruiert. Es wäre an dieser Stelle für Burns und Bass empfehlenswert gewesen, 1. sich mit Max Webers Herrschaftssoziologie eingehender zu befassen, 2. sich die Geschichte Deutschlands und die Entwicklung der nationalsozialistischen Bewegung einmal näher anzusehen, um das sogenannte „Hitler Problem" profunder und überzeugender zu lösen. Diese Anstrengung übernahm der Historiker Ludolf Herbst in seinem Buch „Hitlers Charisma" (2010).

Dieser Studie von Herbst sind folgende Einsichten zu verdanken:

1. Wie schon oben beschrieben, lassen sich in der Realität keine der idealtypischen Herrschaftsformen nach Weber finden, sondern lediglich Mischformen. Die nationalsozialistische Herrschaft stellte eine Mischung aus charismatischer und bürokratischer Herrschaft dar. „Es gibt (...) mehrere zu unterscheidende Strukturen: Innerhalb der NSDAP kombinieren sich charismatische und bürokratisch-legale Herrschaftsform. Von dieser Partei und ihrer Führungsschicht geht gleichwohl eine charismatisch-irrationale Tendenz der Bedeutungsminderung bürokratischer Herrschaft aus, die die etablierten Bürokratien herausfordert. Und gleichzeitig expandieren die bürokratischen Apparate." (Herbst 2010: 34 f.)

2. Folgerichtig ist die Einschätzung, dass der Begriff des Charisma überschätzt werde, wenn man das Charisma Hitlers als einzige Ursache für den raschen Wachstum der nationalsozialistischen Bewegung bis hin zur „Machtergreifung" auffassen würde. Der Historiker Kershaw überanstrenge „das Charisma-Konzept, wenn er den Versuch unternimmt, das gesamte nationalsozialistische Herrschaftssystem von diesem Konzept her zu erklären" (Herbst 2010: 33). Dennoch spielt das Charisma Hitlers bei der Begeisterung und Mobilisation der Massen eine sehr wichtige Rolle.

3. Die zentrale These von Herbst lautet, dass „Hitler gemeinsam mit einem kleinen Kreis von Gefolgsleuten die Legende des charismatischen Führers erfand, um die messianischen Erwartungen der Menschen im Deutschland der krisengeschüttelten Zwischenkriegszeit für die NSDAP nutzbar zu machen" (Herbst

2010: 14) Das Charisma in reiner Form tritt nur im „statu nascendi", also im Zustand seines Entstehens auf (vgl. Herbst 2010: 22). Durch die Veralltäglichung des Charismas wird „aus der fluiden, ephemeren, außeralltäglichen Struktur des Charismas eine dauerhafte, alltägliche, historisch empirisch greifbare Struktur" (vgl. Herbst 2010: 23). Der Charismatiker muss - mit anderen Worten - etwas unternehmen, um seine Macht auch dann weiter zu erhalten, wenn der erste Rausch seiner Anhängerschaft vorüber ist. Hier sind stichpunktartig folgende Maßnahmen zur Veralltäglichung des Charismas zu nennen: Sorgfältige Vorbereitung und Organisation der Auftritte Hitlers als Redner (vgl. Herbst 2010: 201), Kampflieder, Symbole, Uniformen und Fahnen (vgl. Herbst 2010: 117), die Hochstilisierung des Parteiprogramms der NSDAP vom Februar 1920 zu einem Glaubensbekenntnis (vgl. Herbst 2010: 188), die Selbststilisierung Hitlers zum charismatischen Führer in „Mein Kampf" (vgl. Herbst 2010: 178 ff.), die Veranstaltung von Gedenktagen und Festen, die heroischen Inszenierungen der Reichsparteitage in Nürnberg im Stile von Wagner-Opern (vgl. Herbst 2010: 90), die Filme von Leni Riefenstahl wie z. B. „Triumph des Willens" (vgl. Herbst 2010: 199) und die theatralischen Hitler-Fotos von Heinrich Hoffmann (vgl. Herbst 2010: 202 f.). Später dann profitierte Hitler vom Amtscharisma des Reichskanzlers und nach dem Tode Hindenburgs und der daraufhin folgenden Zusammenlegung des Reichspräsidenten- und des Reichskanzleramts vom Amtscharisma des Reichspräsidenten (vgl. Herbst 2010: 273 ff.).

Man könnte nun zur Ehrenrettung des transformationalen Führungsstilmodells einwenden, dass es zwar hin und wieder missbraucht werde, aber immer dann zu einem positiven Ergebnis führe, wenn die Führungsperson moralisch tadellos sei. Der Missbrauch des transformationalen Führungsstils stellt in diesem Sinne eine Ausnahme dar, die das Gesamtkonzept aber nicht in Frage stellt. Das Problem des transformationalen Führungsstilmodells ergibt sich aber nicht aus den zahlreichen Beispielen für seinen Missbrauch, wobei man dieses Problem nicht nur als „Hitler Problem" hätte bezeichnen können, sondern auch als Stalin-, Mao-, oder Mussolini-, vielleicht auch als Bhagwan- (bzw. „Osho"-), Jim-Jones- oder Ron-Hubbard-Problem, möglicherweise auch als Carlos-, Andreas Baader- oder Bin-Laden-Problem. Die Schar der charismatischen Bösewichter ist groß. Der entscheidende Punkt ist, dass das transformationale Führungsstil-Modell sich allen inhaltlichen Fragen gegenüber verschließt; es ist ein methodisches, also ein formales Konzept, das lediglich beschreibt, welche Techniken ein Führer anwenden muss, um überwältigende Erfolge zu erzielen. Das transformationale Führungsstilmodell lässt die moralischen Tugenden, die ein Führer haben sollte, ebenso außer Acht, wie seine fachlichen Kompetenzen; ebenso enthält es sich „organisationalen Gestaltungsempfehlungen" (Weibler 1997: 30). Und so kann es geschehen, dass transformationale Führer/innen z. B. eine globale Banken- und Finanzkrise herbeiführen, die viele Anleger/innen um ihre letzten Ersparnisse bringt. Es ist also ein reiner Glücksfall, wenn ein transformational geführter Betrieb auch wirklich langfristig erfolgreich und moralisch gut ist.

Da die Mitarbeiter/innen dem transformational Führenden zu unkritisch gegenüber stehen und ihm sehr viel Vertrauen entgegenbringen, fehlt ihnen das unabhängige ethische Urteilsvermögen. Wunderer führt hier als Beispiel den „Missbrauch der Geführten für narzistische Zwecke" (Wunderer, Dick 2003: 279) an. Auch eine Folge könne „destruktiver Gehorsam" (Wunderer, Dick 2003: 279) sein; man könnte sich also vorstellen, dass der Vorgesetzte seinen Mitarbeiter/innen fragwürdige Arbeitsaufträge gibt, die aber von jenen nicht in Frage gestellt werden. Wunderer benutzt das Wort der „Infantilisierung" (Wunderer, Dick 2003: 279), dass also Mitarbeiter/innen ihr Gehirn ausschalten und ihrem Chef vertrauen, als ob es ein Elternteil wäre (vgl. Wunderer, Dick 2003: 279).

Sicherlich wäre hier eine Auseinandersetzung mit Ethik und eine Erörterung verschiedener ethischer Konzepte vonnöten; zunächst aber sollten die Verfechter des transformationalen Führungsstilmodell klären, ob ihr Modell Empfehlungscharakter hat oder einfach nur versucht, die Realität abzubilden.

5.2.7 Legendenbildung oder Narzissmus?

Die Fachliteratur zur transformationalen Führung beschreibt eine ganze Reihe von Beispielen von exzentrischen Verhaltensweisen von charismatisch Führenden. Die Führenden arbeiten an ihrer Legende und vordergründig könnte dies einfach nur dazu dienen, das Charisma zu veralltäglichen: „Gelingt es, die vom Führer vertretenen Werte in ein ideologisches System zu überführen (z.B. durch Sagen, Mythen, Geschichten, Rituale) und entspricht dieses den Werten und Normen der Organisationsmitglieder, dann kann über die Identifikationsbereitschaft der Mitarbeiter eine Stabilisierung der organisationsinternen Machtverhältnisse und die Erhaltung des organisatorischen Status-Quo erreicht werden." (Hanft 1994: 46)

Aber schauen wir uns die Beispiele einmal näher an. Noch harmlos ist das Beispiel des ehemaligen Vorstandssprechers der Porsche AG Wendelin Wiedeking, der „eine besondere Wirkung auf andere" (Dorn 2011: 16) entwickelt habe. „Mit dem Wiedeking, sagt Uwe Hück, der Zuffenhausener Betriebsratsvorsitzende, rassele er öfter zusammen. Dann brüllen die beiden sich auch schon mal lauthals an. (...) `Der Wiede-king ist ein Indianer wie ich – uns sind knallharte Gegner lieber als Freunde, die Weicheier sind.'" (Müller, H. 2000: 196). Da kommt die Frage auf, wie die Indianer eigentlich so sind: Wird der Feind erst noch an den Marterpfahl gebunden, um dann später doch mit ihm die Friedenspfeife zu rauchen? „Jede Geste strahlt aus: Alpha-Tier, Leitbulle, Platzhirsch, Rudelführer." (Müller, H. 2000: 195) „Seine ungewöhnlichen Maßnahmen sollen helfen, Mitarbeiter aufzuwecken und sie dazu motivieren, neue Ideen zu entwickeln." (Dorn 2011: 17)[18] Gleich nach seiner Amtsaufnahme flog „Provokateur" (Viehöver 2006: 165) Wiedeking mit dem Produktionsvorstand und einigen Mitarbeiter/innen nach Japan, um vor Ort in Autofabriken die Produktionsweise zu studieren (vgl. Dorn 2011: 17).

Schon einen Zacken schärfer verhält sich der fränkische „Schraubenkönig" Reinhold Würth, ein Unternehmer im Bereich der Befestigungs- und Montagetechnik, über den „viele Geschichten im Unternehmen" (Blessin 2014: 2) kursieren. „Laut einer davon müssen die Verkäufer immer damit rechnen, dass Reinhold Würth morgens in aller Frühe unangemeldet bei ihnen vor der Tür steht, um sich im Firmenfahrzeug neben seinen Mitarbeiter zu setzen und ihn den ganzen Tag zu begleiten. (...) Ob dies stimmt oder nicht – allein die Legende wirkt." (Blessin 2014: 2)

Während man das letzte Beispiel noch mit einigem guten Willen als „unangemeldete Kontrolle" verstehen kann, so grenzt das folgende Beispiel an Schikane. Jährlich finden bei Würth „Vertriebsmeetings" (Blessin 2014: 2) statt, bei der die Außendienstmitarbeiter/innen mit ihren Dienstwagen erscheinen. Der Wert des Dienstwagens entspricht der Leistung. „Je erfolgreicher das Jahr war, desto hochklassiger wird das Fahrzeug und damit Symbol des Erfolgs. (...) Es soll sogar Fälle geben, in denen ein Verkäufer mit (...) einem Mittelklassewagen (...) zum jährlichen Vertriebsmeeting fährt. Weil er seine Ziele nicht erreicht hat, muss er mit einem Kleinwagen wieder nach Hause fahren." (Blessin 2014: 2)

Auch das Verhalten von Adolf Hitler in München in den frühen zwanziger Jahren wird als exzentrisch dargestellt: „Hitler hatte in seinem Äußeren, in seinem Benehmen und in seinen Ansichten etwas Skurriles, Absonderliches, Allürenhaftes, Exzentrisches, Linkisches. Kurz: Er war eine Attraktion der Salons. Man mußte ihn gesehen, „erlebt" haben, dann hatte man etwas zu erzählen." (Herbst 2010: 135) Herbst überlegt allerdings, ob dieses exzentrische Benehmen schon inszeniert war oder aus der Not geboren wurde, weil Hitler aus kleinen Verhältnissen stammte und einfach nicht wuß-

---

[18] Das Zitat wurde behutsam an die Regeln der modernen Rechtschreibung angepasst.

te, wie man sich in vornehmer Gesellschaft richtig benimmt. Das ändert aber nichts an der Tatsache, dass diese äußere Erscheinung das Charisma Hitler verstärkte.

Diese Verhaltensbeschreibungen entsprechen Tourishens Vorstellung eines transformationalen Führers: „Their eccentricities, like those of a kindly uncle, must be tolerated." (Tourish 2013: 22). Tourish bezieht sich hierbei auf Bass, der schrieb: „Organizational policy needs to support an understanding and appreciation oft he maverick who is willing to take unpopular decisions, who knows when to reject the conventional wisdom, and who takes reasonable risks." (Bass 1990: 26 f.)

Dienen diese exzentrischen Verhaltensweisen aber wirklich nur dem Unternehmen bzw. der Organisation oder befriedigen sie nicht vielmehr die Eitelkeit des Führenden? Kammel und Hentze geben zu bedenken: „Die möglichen negativen Eigenschaften von Charisma, wie Neigung zu Narzißmus, überhöhtes Dominanzstreben, starker Egoismus, Ausnutzung anderer, autoritäres Verhalten und die Verbreitung höchst fragwürdiger Ideologien sollte man sich stets vergegenwärtigen." (Kammel, Hentze 1996: 71)

Aber was bedeutet Narzissmus? Nach der psychoanalytisch fundierten Theorie von Steyrer ist Narzissmus die Quelle für Charisma. Als Narzissmus wird eine Persönlichkeitsstörung bezeichnet, die entsprechend der psychoanalytischen Theorie auf frühkindliche Ereignisse zurückzuführen sei (vgl. Steyrer 2011: 89 f.). Das Baby befände sich nach der Geburt in „einem paradiesisch gedachten Zustand des `primären Narzissmus'" (Steyrer 2011: 89), der aber „durch die unvermeidlichen Begrenzungen mütterlicher Fürsorge gestört" (Kohut 1976: 43, zit. nach Steyrer 2011: 89) werde. Das Kind ersetze die vorherige Vollkommenheit durch den Aufbau eines Größen-Selbst und der Erschaffung eines „idealisierten Elternimagos" (Kohut 1976: 43, zit. nach Steyrer 2011: 90), also der Übertragung der vorherigen eigenen Vollkommenheit auf die Eltern (vgl. Steyrer 2011: 89 f.). Durch das uneinfühlsame Verhalten von Eltern, die das Bedürfnis des Kindes nach Spiegelung und Idealisierung nicht befriedigen, entstehe eine Traumatisierung, so dass das Größen-Selbst und das Elternimage nicht „zu komplexen und leistungsfähigen Strukturen" transformiert würden und auf einer frühkindlichen Form stecken blieben (vgl. Steyrer 2011: 90). Folgen davon seien der „Spiegelungshunger" und der „Idealisierungshunger" (Steyrer 2011: 90). Narzisstische Grundkonflikte führen eine Person dazu, Charisma zu entwickeln (vgl. Steyrer 2011: 90). Um aber Charisma zu erlangen, wird der Narziss zum Grenzgänger zwischen Stigma und „Prototypikalität". Prototypisch verhält sich jemand, der die an ihn gestellten Rollenerwartungen voll und ganz erfüllt (vgl. Steyrer 2011: 80); ein Charismatiker ist „in erwünschter Weise anders (...) als angenommen" (Steyrer 2011: 81) und ein

Stigmatisierter sei „in unerwünschter Weise anders" (Goffman 1967: 13, zit. nach Steyrer 2011: 81). Ist erst mal eine Person als Charismatiker/in anerkannt, dann werden auch andere Eigenschaften des Führenden, die nach den allgemeinen Konventionen nicht vorhanden sein dürften, von den Geführten in einem Akt der Reversion umgedeutet. Die folgende Tabelle soll die Grenzlage des Charismas zwischen Prototypikalität und Stigma an einem Exempel verdeutlichen.

Tab 4: Impressionskontinuum der Führung (vgl. Steyrer 2011: 83)

Stigma	Charisma	← →	Charisma	Stigma
Anti-Repräsentativität		Prototypikalität	Hyper-Repräsentativität	
teilnahmslos, passiv	gelassen, tolerant	engagiert	leidenschaftlich	fanatisch

Die Herausforderung für den Charismatiker ist sein Schreiten auf Messers Schneide: „Existiert zu wenig soziale Dramatisierung/Reversion, hebt er sich von der Masse seiner Konkurrenten nicht ab; zu viel des Außeralltäglichen und Charisma kippt in Stigma um." (Steyrer 2011: 82) Um diese Theorie zu verdeutlichen, führt Steyrer das Beispiel des österreichischen Rechtspopulisten Jörg Haider an, der als Grenzgänger zwischen Prototypikalität und Stigma unterwegs war und die Bevölkerung von Österreich stark polarisierte.

Zweifelhaft ist also, ob die charismatischen Führungskräfte ihre Ziele denen der Organisation unterordnen können (vgl. Kammel, Hentze 1996: 71).

5.2.8 Weitreichender Eingriff in die Persönlichkeit der Mitarbeiter/innen

Oelsnitz beanstandet, dass bei der transformationalen Führung die Werte der Mitarbeiter/innen den Werten des Unternehmens untergeordnet werden, der Arbeitnehmer bzw. die Arbeitnehmerin gewissermaßen seines/ihres Eigensinns beraubt wird (vgl. Oelsnitz 1999: 153 f.). So schreibt Oelsnitz: „Wenn die Werte und Normen der Mitarbeiter zum Gegenstand instrumenteller Kalküle werden, dann erscheint ein gewisses Mißtrauen nicht unberechtigt. Daß diese Instrumentalisierung noch dazu meist aus gewerblichem Interesse erfolgt, macht sie nicht gerade sympathischer und führt mitunter zum bösen Wort von der ‛Kommerzialisierung der Gefühle'" (Oelsnitz 1999 153 f.). Oelsnitz hätte sein Mißtrauen zum Anlass für weitere Recherchen nehmen sollen, denn das Wort von der „Kommerzialisierung der Gefühle" ist weder „böse", noch polemisch, denn so lautet der Untertitel einer durchaus sachlichen Feldstudie der US-amerikanischen Soziologin Arlie Russell Hochschild (2006). In dieser Studie geht es zwar nicht direkt um transformationale Führung, doch beschreibt Hochschild darin, wie die Unternehmensleitung die Gefühle der Mitarbeiter/innen beeinflusst; die emotionale Beeinflussung ist auch Bestandteil des transformationalen Führungsstilmodells.

Hochschild hatte bei Feldstudien mit Flugbegleiterinnen und Inkassoeintreibern der US-amerikanischen Fluglinie „Delta Airlines" herausgearbeitet, wie sehr die Mitarbeiter/innen ihre Gefühle gemäß der Qualitätsansprüche an die Dienstleistung regulieren müssen; so muss z. B. die Flugbegleiterin auch dann gegenüber den Fluggästen freundlich und zuvorkommend bleiben, wenn jene „ihrem Ärger ungehemmten Lauf" lassen (Hochschild 2006: 105). Die Flugbegleiterin muss ihre wahren Gefühle unterdrücken und darf sich nicht in Auseinandersetzungen mit dem Kunden verstricken (vgl. Hochschild 2006: 104). Wenn aber die Flugbegleiterin trotz der Herausforderung durch den Gast eine freundliche Reaktion zeigt, die nur aufgesetzt ist, so entsteht für die sie eine emotionale Dissonanz zwischen der Darstellung eines Gefühls und ihrem wirklichen Gefühl (vgl. Hochschild 2006: 100). Dies führe „über kurz oder lang zu Stresserscheinungen" (Hochschild 2006: 100). „Wir reagieren darauf mit dem Versuch, beide Momente enger miteinander zu verknüpfen, in dem wir entweder unsere Gefühle oder unsere Darstellungen verändern. Gehören bestimmte Darstellungsformen aber zu unserem Beruf, muß sich in der Regel unser Fühlen anpassen." (Hochschild 2006: 100) So werden die Flugbegleiterinnen in ihrer Ausbildung gelehrt, das „Method Acting" des Schauspiellehrers Stanislawski anzuwenden und indirekt die entsprechenden Gefühle zu erzeugen, in denen sie Erinnerungen heraufbeschwören, die zu den erwünschten positiven Emotionen führen (vgl. Hochschild 2006: 100). Die Flugbegleiterin stellt sich die Flugkabine als ihr eigenes Wohnzimmer und den Fluggast als einen bekannten Menschen (vgl. Hochschild 2006: 100) oder ein zuwendungsbedürftiges Kind (vgl. Hochschild 2006: 105) vor.

Die Fluglinie hat ein Interesse an zahlreichen, gut zahlenden Fluggästen, die immer wieder bei „Delta Airlines" buchen und die Fluglinie weiter empfehlen: „(...) die angehenden Flugbegleiterinnen (werden) dazu angehalten, in Kategorien des *Verkaufs zu denken* und mit ihrem Verhalten nicht bloß zu weiteren Buchungen zu ermuntern" (Hochschild 2006: 103).[19] In ihrer Ausbildung wird den Flugbegleiterinnen erklärt: „Stellen Sie sich einen Geschäftsmann vor, der mehrmals im Jahr mit *Delta* fliegt. Hunderte, vielleicht Tausende von Dollars hängen von ihrer Höflichkeit ab." (Hochschild 2006: 104) Der Arbeitgeber beeinflusst die Gefühle der Flugbegleiterinnen, um auch weiterhin eine für die Kunden attraktive Dienstleistung erbringen und somit auf

---

[19] Hervorhebung durch Hochschild.

dem Markt bestehen zu können. Es ist also eine durchaus sachliche Beschreibung, hier von einer „Kommerzialisierung der Gefühle" zu sprechen.

Kunden von Fluglinien, in Supermärkten und in Pflegeeinrichtungen möchten freundlich behandelt werden; nur ist die Frage, welche Konsequenzen im Gefühlsleben des Mitarbeiters bzw. der Mitarbeiterin diese Anforderung bewirkt; Hochschild beschreibt die Überdrehtheit der Flugbegleiter/innen, die sie noch lange nach einem Dienst verspüren: „Eine Flugbegleiterin drückte dies während ihres ersten Berufsjahres bei der *World Airways* so aus: 'Manchmal komme ich vollkommen fertig von einem langen Flug nach Hause, aber ich kann mich nicht entspannen. Ich kichere und quassele viel herum und rufe Freunde an. Es ist, als ob ich mich von einer künstlich erzeugten Hochstimmung, die mich während des Fluges oben hielt, nicht befreien konnte.'" (Hochschild 2006: 28) Aber noch viel schwerer wiegt, dass die Mitarbeiter/innen verhindert werden, ihr eigenes Selbst zu erkennen, weil wir aus „der Welt der Gefühle (...) die Bedeutung unserer Wahrnehmungen, Erinnerungen oder unserer Vorstellungen für unser Selbst erfahren. Diese kostbare Quelle gerät doch in Gefahr, wenn eine Firma versucht, zwischen die Gefühle und ihre Interpretation einen kommerziellen Zweck einzuführen" (Hochschild 2006: 153). Arbeitgeber/innen sollten also überdenken, wie weit die Manipulation der Gefühle der Mitarbeiter/innen gehen darf und welche gesundheitlichen Konsequenzen diese Beeinflussung hat; es ist auch zu hinterfragen, inwieweit es überhaupt nötig ist, die Gefühle der Mitarbeiter/innen klar zu definieren und ob es nicht einen Spielraum für Reaktionen der Mitarbeiter/innen geben sollte. Beispielsweise wäre im konkreten Beispiel die Möglichkeit für die Flugbegleiterin, bei einem sehr aufgebrachten Kunden erst mal aus der Situation herauszugehen und später, wenn der Fluggast sich wieder beruhigt hat, erneut in Interaktion mit ihm zu treten, anstatt alle Emotionen durch ein freundliches Lächeln zu kaschieren.

Dabei ist es sicherlich schwierig, zwischen „wahren" und „falschen" Gefühlen zu unterscheiden, da der Mensch im Prozess der Zivilisation, der von dem Soziologen Norbert Elias beschrieben wurde, als soziales Wesen es von klein auf lernt, seine Gefühle zu regulieren und seine Triebe zu dämpfen (vgl. Elias 1969/1977: 369). Insofern fügt der Arbeitgeber der ohnehin existierenden Gefühlsregulation noch weitere Bedingungen hinzu, die sich im Ausmaß und der Qualität von den allgemeinen sozialen Anforderungen unterscheiden.

Die Ausweitung der Macht von Führenden eines Unternehmens auf die private und die persönliche Sphäre eines Mitarbeiters oder einer Mitarbeiterin stellt also tatsächlich ein Problem dar. Es ist weder nötig, dass ein Mitarbeiter oder eine Mitarbeiterin seiner/ihrer „wahren" Persönlichkeit komplett beraubt wird, um seine/ihre Arbeit zu verrichten, noch ist es wünschenswert, da seine/ihre Zufriedenheit durch eine weitreichende Regulation seines/ihres Gefühlshaushaltes sinkt. Dem Mitarbeiter bzw. der Mitarbeiterin sollten daher verschiedene Verhaltensstandards zur Auswahl stehen.

5.2.9 Romance of Leadership - Überschätzung der Einflussmöglichkeiten der Führungspersonen

Die Kritik der Überhöhung des Führenden im transformationalen Führungsstilmodell geht in zwei Richtungen:

1. Hanft z. B. behauptet, dass Charisma ein „instabiles Übergangsphänomen" (Hanft 1994: 46) sei, und verneint „die Möglichkeit eines dauerhaften Einflusses durch charismatische Führer" (Hanft 1994: 46). Das heißt, dass die charismatische Macht gar nicht langfristig anhält. Sie hält also das charismatische Führungsstilmodell für unrealistisch.

2. Gemäß einer zweiten Auffassung sind die transformationalen Führer tatsächlich auch langfristig mit viel Macht ausgestattet, die aber ihre Kompetenzen völlig übersteigt.

Dennis Tourish vertritt die letztgenannte Auffassung und kritisiert in seinem Buch „The Dark Side Of Transformational Leadership", dass das transformationale Führungsstilmodell die Führenden zu Supermännern und Superfrauen emporheben würde. Die transformational Führenden können angeblich nicht nur die Mitarbeiter/innen stimulieren, außerordentliche Ergebnisse zu erzielen, sondern auch die individuellen Bedürfnisse dieser Personen befriedigen und die Grundsätze und Ziele von jenen an die Ziele der Organisation angleichen. Der Beitrag der Führenden zum Erfolg der Organisation werde übertrieben dargestellt, denn die Führenden seien genauso wie ihrer Mitarbeiter/innen fehlerhaft und unvollkommen (vgl. Tourish 2003: 23). Diese Überschätzung der Führung wird in der Fachliteratur als „Romance of Leadership" bezeichnet (Herrmann, Felfe 2009: 163 ff.).

Als Beleg für seine These der Überschätzung von Führungspersonen führt Tourish eine Anhörung von vier „Senior Bankern" vor dem Schatzkommittee des britischen Unterhauses am 10. Februar 2009 nach der Finanzkrise ab 2007 an (vgl. Tourish 2013: 178f). Die Strategie der vier Banker, die für die Finanzkrise als mitverantwortlich angesehen werden, bestand darin, sich selber als Opfer unbeeinflussbarer Ereignisse, die von außen auf die Banken einwirken, darzustellen (vgl. Tourish 2013: 180) und die Verantwortung entschieden von sich zu weisen (vgl. Tourish 2013: 179). Die Bankenkrise sei ein Ergebnis von „Massenpsychologie" gewesen (vgl. Tourish 2013: 180). Man hätte die Bankenkrise nicht vorhersehen können (vgl. Tourish 2013: 180). Als die

Kredite immer billiger wurden, konnte sich eine einzelne Bank nicht sperren, mitzuziehen; die einsame Entscheidung einer einzigen Bank hätte nichts bewegt (vgl. Fred Goodwin, zit. nach Tourish 2013: 185). So kommt es zu folgender Paradoxie: „In boom times they were keen to take full credit for success but when circumstances took a turn for the worse their eagerness to take responsibility evaporated." (Tourish 2013: 191) Ein Beispiel für die hohe Anerkennung der Erfolge, die Goodwin angeblich bewirkt haben soll, ist eine Pension in Höhe von 16 Mio. Pfund, die er beim Ausscheiden aus der RBS erhielt (vgl. Tourish 2013: 179). Maßgebliche Verantwortung für die Erfolge, Schuldlosigkeit an den Misserfolgen, hier kann etwas nicht stimmen.

Wenn es wirklich so ist, dass die Banker einige Dinge nicht vorhersehen und bestimmte Verläufe nicht kontrollieren konnten, dann stellt sich die Frage, wie viel Macht eine Führungsperson eigentlich haben darf. Es scheint, als ob der Führende nicht alleine in der Lage ist, für seine Organisation Erfolge herbeizuführen und Misserfolge von ihr abzuwenden. Und so haben Kammel und Hentze erkannt: „Herausragende Führungspersönlichkeiten müssen nicht zugleich zwangsläufig kompetente Manager sein." (Kammel, Hentze 1996: 71) Ein charismatischer Führer kann ein Blender sein, der über seine Begeisterungsfähigkeit hinaus keine herausragenden Managementeigenschaften besitzt (vgl. Kammel, Hentze 1996: 71). Eine große Vision zu entwickeln ist das eine, sie dann auch „detailliert" umzusetzen, die andere (vgl. Kammel, Hentze 1996: 71).

Nach der Darstellung von Tourish wird der transformationale Führende mit sehr viel Macht ausgestattet, da er ja auch die Gedanken der Mitarbeiter/innen beeinflusst und sie kraft seiner intellektuellen Stimulation auf die Unternehmensziele einschwört. Auch Weibler beanstandet eine „Überhöhung" (Weibler 1997: 29) des Führers: „Der Führer fällt seine Entscheidungen aus ureigenster Überzeugung und ist nicht verpflichtet, seine Anhänger auf rationale Art und Weise durch die Darlegung von der sachlichen Angemessenheit seiner Ziele einzubinden." (Weibler 1997: 29) Das führt zu einem ergebenen Personal, dass die Entscheidungen der Führenden nicht mehr kontrolliert bzw. nicht kontrollieren darf. Da aber auch die Führenden irren können, wäre es gut, wenn sie kritische Mitarbeiter/innen hätten, die das Unternehmen vor Fehlentscheidungen des Chefs schützen könnten, doch diese fehlen in einem transformational geführten Unternehmen.

Hauser möchte jedoch das charismatische Führungsstilmodell gegenüber diesen Einwänden retten, in dem er auf eine Unterscheidung zwischen zwei verschiedenen Charismabegriffen zurückgreift: „Personale Formen des Charismas (...) bringen abhängige und unkritische Geführte hervor, die ihre eigenen Fähigkeiten nicht in das

Unternehmen einbringen können. (...) Soziale Formen des Charisma bewirken allerdings genau das Gegenteil und verhelfen den Mitarbeitern zu mehr Selbständigkeit (...)." (Hauser 1999: 1015) Die Methoden des guten und des schlechten Charismatikers scheinen gleich zu sein, während sich ihre Werte und Inhalte unterscheiden. Problematisch an dieser Unterscheidung zwischen zwei Charismabegriffen ist jedoch, dass es offensichtlich keine einheitlichen, objektiven Kriterien zur Unterscheidung zwischen einer personalen Form und einer sozialen Form des Charismas gibt. Selbst wenn man z. B. dem Sektenführer Jim Jones ein personales Charisma attestieren würde, so hätte er doch aus seiner eigenen Perspektive sein Charisma als sozial aufgefasst, weil sein Denken und Handeln sich stets auf seine religiöse Gruppierung bezog. Er hat diese Gruppe aufgebaut, er ist mit der Gruppe nach Südamerika ausgewandert, er ist mit seiner Gruppe gemeinsam in den Tod gegangen. Auch die Charismatiker, die unmoralisch handeln, verfolgen Ideale, die sich auf die soziale Gemeinschaft oder wenigstens einen Teil davon beziehen; sie würden abstreiten, ihr Charisma nur zu ihrem eigenen Vorteil einzusetzen. Die Trennung zwischen persönlichem und sozialem Charisma ist also künstlich und es gibt in der Psyche eines Menschen nichts dieser Trennlinie Entsprechendes; bei allen Charismatikern, ob sie nun gut oder schlecht handeln, werden sich persönliche und soziale Motive mischen. Und nehmen wir noch mal das Beispiel Haider: es klingt überzeugend, dass er als Populist vor allem von Narzissmus getrieben war, weil schon das äußere Erscheinungsbild ein nicht unerhebliches Maß an Eitelkeit verriet (wahlweise schicke Anzüge oder volkstümliche Trachten, sonnengebräunte Haut, eine fesche Frisur, dazu die ganze Attitüde, das rhetorische Geschick usw.); doch wenn ein Politiker ca. 40 Jahre immer wieder die gleichen Standpunkte vertritt, so wird dies nicht nur aus einer einzigen Motivations-Quelle gespeist sein.

Dies bedeutet also, dass das Charisma einer Person zu viel Macht verhilft, auch wenn sie fachliche Kompetenz und/oder allgemein anerkannte ethische Werte vermissen lässt. Doch alleine die Ausstrahlungskraft einer Person reicht nicht aus, um ihre Belegschaft ihr bedingungslos gefügig zu machen.

5.2.10 Potential für die Besetzung von Führungspositionen mit Charismatikern

Wunderer berichtet, er habe eigene Umfragen zur charismatischen Führung in der Praxis durchgeführt und dabei herausgefunden, dass der Anteil der charismatischen Führerpersönlichkeiten sich auf 5 – 10 % beschränke. Hierbei wird nicht klar, auf welche Gesamtzahl sich dieser Anteil bezieht: auf die gesamte Bevölkerung oder auf sämtliche Führungskräfte? Jedenfalls scheinen charismatische Führerpersönlichkeiten in der Realität „dünn gesät" (Wunderer, Dick 2003: 278) zu sein. Wunderer habe „tiefergehende Interviews" durchgeführt; die Führungskräfte des eigenen Unternehmens werden selten als charismatisch erlebt. Charismatisch hingegen werden Vertreter aus „Politik, Militär oder Wirtschaft" (Wunderer, Dick 2003: 278) angesehen, die ohnehin in „den Medien oder in der Geschichtsschreibung als charismatisch klassifiziert wurden" (Wunderer, Dick 2003: 279). Wie können also alle Führungsposten mit Charismatikern besetzt werden, wenn so wenige der Bewerber/innen wirklich charismatisch seien? Die Unternehmen geraten in Abhängigkeit von charismatischen Personen, wenn vorausgesetzt wird, dass Führungsposten mit Charismatikern besetzt werden (vgl. Wunderer, Dick 2003: 279); zudem entstehe eine „Nachfolgeproblematik" (Wunderer, Dick 2003: 279), wenn nach dem Fortgang einer charismatischen Leitungsfigur der Posten neu besetzt werden soll und die Mitarbeiter/innen erwarten, dass der Posten wieder mit einem Charismatiker besetzt wird. Weibler kritisiert daher, dass das Charisma-Konzept in Bezug auf die Besetzung der Führungsposten keine „Risikominimierung" betreibe (Weibler 1997: 30), so wie es in anderen Bereichen üblich sei: „Diversifikation im Produktbereich, Portfoliomanagement im Finanzbereich oder mehrgleisige Lieferantenbeziehungen im Einkaufsbereich." (Weibler 1997: 30)

Es gibt also nicht genügend Charismatiker, um alle Führungspositionen mit ihnen zu besetzen. Bliebe also nur, weitere Führende zu Charismatikern zu formen. Es ist jedoch fraglich, ob Personen zu Charismatikern ausgebildet werden, denn es wird behauptet: „charisma is not something that we can ʽtrain forʼ or ʽswitch offʼ" (Roberts, Bradley 1988: o. S. zit. nach Wunderer, Dick 2003: 279). Wenn es aber doch möglich ist, Führenden charismatische Eigenschaften und Verhaltensweisen anzutrainieren, dann müsste erst mal herausgefunden werden, welche Eigenschaften überhaupt von den Mitarbeiter/innen als charismatisch wahrgenommen werden; im nächsten Schritt müsste eruiert werden, welche Führungsperson in welchem Bereich Entwicklungsbedarf hat und dann müsste man die Führungspersonen oder den Nachwuchs in dieser Hinsicht schulen (vgl. Wunderer, Dick 2003: 279). Jedoch gibt Wunderer zu bedenken, dass es sich bei „Eigenschaften um fundamentale, zeitlich recht stabile Merkmale des Persönlichkeitskerns handelt, die sich v. a. im fortgeschrittenen Lebensalter kaum verändern lassen" (Wunderer, Dick 2003: 279).

Wenn aber ein Chef eher nicht zum Charismatiker ausgebildet werden kann, dann entscheiden die Mitarbeiter/innen, „mit wem sie eine charismatische Führungsbeziehung eingehen" (Weibler 1997: 29). Doch wie soll dann eine sinnvolle und geplante Personalpolitik noch möglich sein? Die Personalabteilung könnte nicht gezielt Führungspositionen mit ihnen charismatisch erscheinende Personen besetzen, da sie gar nicht weiß, ob die Mitarbeiterschaft diese Person auch als charismatisch akzeptiert.

„Da oberste Führungskräfte nur ein Angebot liefern können, welches ohne genaue Kenntnis der Nachfrageseite gemacht werden muß, ist eine gezielte Ausrichtung unmöglich." (Weibler 1997: 29) Insofern wäre es ein Zufall, wenn ein Vorgesetzter von den Mitarbeiter/-innen auch als charismatisch anerkannt werden würde (vgl. Weibler 1997: 29). Doch die wirtschaftliche Notlage und der damit einhergehende „Zwang zum tiefgreifenden Wandel" (Weibler 1997: 29) bedarf eines gezielten und geplanten Eingreifens, wobei nichts dem Zufall überlassen bleiben darf.

5.2.11 Nachfolgeproblematik

Die emotionell-ideelle Abhängigkeit der Geführten eines Unternehmens vom charismatischen Führer scheint so groß zu sein, dass eine Nachfolgeproblematik eintritt, wenn der transformationale Chef aus dem „Unternehmen ausscheidet" (Kammel, Hentze 1996: 70) oder stirbt (vgl. Weibler 1997: 31).

In einer starken Organisation, die nicht von einem Charismatiker oder einer Charismatikerin geleitet wird, wechseln „idealtypisch" die einzelnen Akteure und die Organisation funktioniert weiter (vgl. Weibler 1997: 30). Dies ist aber anders in von charismatischen Chefs beherrschten Betrieben, weil ausstrahlungsarme Chefs von den Mitarbeiter/innen mit ihren ausdrucksstarken Vorgängern verglichen werden, nicht die gleiche Reputation erreichen und weniger Einfluss als ihre Vorgänger erlangen, obwohl sie vielleicht auf einem anderen Gebiet kompetenter sind. „Oftmals gelingt es nicht, den maßgeblichen Einfluß durch das Charisma des Unternehmensgründers in die neue „Ära" hinüberzuretten, um Irritationen und ein Führungs-„Vakuum" zu verhindern und in Folge dessen das Überleben des Unternehmens sicherzustellen." (Kammel, Hentze 1996: 70) Es sei gar nicht so einfach, „den bisherigen Enthusiasmus manipulativ zu konservieren" (Kammel, Hentze 1996: 70). Die Geführten haben den Eindruck, dass der Erfolg des Unternehmens untrennbar mit dem ausgeschiedenen charismatischen Führer verbunden ist (vgl. Kammel, Hentze 1996: 70). Nachfolger/innen werden nicht frühzeitig aufgebaut (vgl. Kammel, Hentze 1996: 70), weil sie wohl eine Konkurrenz für den/die amtierenden Führer/in darstellen.

Max Weber habe zwar die Veralltäglichung des Charisma in Form eines sozialen Gebildes beschrieben (Beispiel: der charismatische Kriegsherr gründet einen Staat), doch es gebe in einem Wirtschaftsunternehmen kein entsprechendes soziales Gebilde, das der charismatische Herrscher erschaffen könne (vgl. Weibler 1997: 31). Die Managementforschung bleibe die Antwort auf die Frage, wie Charisma in Wirtschaftsorganisationen institutionalisiert werden könne, schuldig (vgl. Weibler 1997: 31).

5.2.12 Dysfunktionalitäten des transformationalen Führungsstilmodells

Es wird angezweifelt, ob die transformationale Führung wirklich so in Reinform praktiziert werden kann und ob sich nicht Mitarbeiter/innen durch das Verhalten des charismatischen Führers herausgefordert fühlen, an irgendeinem Punkt der Führungsperson ihre Unzulänglichkeit nachzuweisen (vgl. Oelsnitz 1999: 153). „Ein stark auftrumpfender, „allmächtiger Chef" kann den Wunsch bei seinen Mitarbeiter/innen wecken, ihm gezielt Irrtümer nachzuweisen und durch konterkarierende Aktionen seine Grenzen aufzuzeigen." (Oelsnitz 1999: 153) Auch Wunderer ist der Ansicht, dass sich das Verhalten des transformational Führenden auch negativ auswirken kann, da die Geführten dadurch in „extreme Anhänger oder Gegner" (Wunderer, Dick 2003: 279) polarisiert würden.

Eine weitere Dysfunktionalität ergibt sich aus dem Umstand, dass der Führungsprozess reziprok ist, also nicht nur der transformational Führende eine Anhängerschaft beeinflussen und beeindrucken möchte, sondern dass auch die Geführten anscheinend jemand an der Spitze sehen wollen, der ihnen als Vorbild dient. Charisma entsteht also nicht nur durch die Eigenschaften der Führungsposition, sondern konstituiert sich „aus der Zuschreibung der Geführten" (Wunderer, Dick 2003: 279). „Deshalb erwarten die Geführten ständig Erfolge." (Wunderer, Dick 2003: 279) Diese Erfolge können auch ausbleiben, vielleicht gar nicht mal aufgrund des Führungsverhaltens, sondern wegen anderer Faktoren. Da aber die Führungsattribution ohnehin irrational ist, differenzieren die Geführten nicht zwischen selbst- und fremdverschuldeten Mißerfolg. „Der Weg von „hosianna" zu „kreuzigt ihn" ist damit überraschend kurz" (Wunderer, Dick 2003: 279).

5.2.13 Transformationale Führung in Hinblick gesellschaftlicher Tendenzen

Bevor nun die transformationale Führung hinsichtlich aktueller gesellschaftlicher Tendenzen betrachtet wird, muß geklärt werden, wo auf dem Spektrum der Führungsstile sich die transformationale Führung einordnen lässt. Das ist nämlich aufgrund der bisher angeführten theoretischen Überlegungen und Argumente gar nicht so einfach. Jürgen Weibler schreibt, dass man sich entsprechend der Definition von Max Weber „den charismatischen
Führer vorzugsweise als eine autoritäre, zumindest aber nicht kompromißbereite Person vorstellen kann" (Weibler 1997: 30). Das stimmt so nicht ganz, da auch gemäß Max Weber in der Demokratie charismatische Führer anzutreffen sind; Weber führt hierzu das Beispiel von Theodore Roosevelt an, der 1912 für die Präsidentschaftswahl

in den USA von der „Progressive Party" (von den Republikanern abgespaltete Partei) als Kandidat aufgestellt worden war (vgl. Weber 2005: 506). Webers Charismakonzept ist nämlich weder an eine bestimmte Staats- und Regierungsform gebunden, noch an ein bestimmtes Wirtschaftssystem. Aufgrund der Begeisterung der Geführten für den Führer, wegen manipulativer Tricks der Führenden und wegen des Gruppendrucks fällt es den Geführten jedoch auch in einer Demokratie und trotz Meinungsfreiheit schwer, den Führer oder die Führerin in Frage zu stellen. So ist die charismatische Führung tendenziell doch eher eine autoritäre Führung, was auch durch empirische Studien bestätigt wird (vgl. Weibler 1997: 30).

Der autoritären bzw. charismatischen Führung laufen aber Tendenzen bei 1. den Bedürfnissen der Mitarbeiter/innen und 2. den betrieblichen Erfordernissen entgegen:

- ad 1: „Die mit charismatischer Führung verbundene einseitige Ausrichtung auf den Führer läuft aktuellen gesellschaftlichen Tendenzen – so beispielsweise dem wachsenden Bedürfnis der Mitarbeiter nach Partizipation, Autonomie und Selbststeuerung am Arbeitsplatz (...) entgegen" (Wunderer, Dick 2003: 279 f.). Charismatische Führung zieht „besonders die weniger selbstständig Denkenden und Agierenden, nach klaren Vor- und Leitbildern Suchenden an" (Kammel, Hentze 1996: 71). Dies seien aber gewissermaßen die letzten Dinosaurier einer aussterbenden Art, da immer häufiger der „Typus des unternehmerisch denkenden Mitarbeiters, der mehr oder minder rigiden Formen der Herrschaftsausübung eher kritisch gegenübersteht" (Kammel, Hentze 1996: 71), gefragt sei. Ebenso propagiert Wunderer das Konzept des Mitunternehmertums, das „auf aktive, selbstständige und eigenverantwortliche Mitwirkung breiter Belegschaftsschichten setzt" (Wunderer, Dick 2003: 279 f.). Die Mitarbeiter sind mündiger und entscheidungsfähiger (vgl. Weibler 1997: 30), als es das transformationale Führungsstilmodell annehme. Die Mitarbeiter/innen haben sich inzwischen so weit von Anweisung und Kontrolle entfernt, so dass sie schon gar nicht mehr eine Beziehung zu einem autoritär auftretenden charismatischen Chef aufbauen wollen (vgl. Weibler 1997: 30).

- ad 2: Die Betriebe erfordern zunehmend die „eigenständig denkenden und handelnden Mitarbeiter in dezentral organisierten Einheiten" (Wunderer, Dick 2003: 279 f.). Empirische Studien legen nahe, dass „sich der gewünschte Führungsstil eher im kooperativ-delegativen Bereich bewegt" (Weibler 1997: 30). So würden „neuere Organisationskonzepte" „eher auf Selbstverantwortung denn auf Fremdverantwortung für eigenes Handeln" setzen (Weibler 1997: 30). Das liegt daran, dass die Mitarbeiterqualifikation kontinuierlich ansteigt

(Weibler 1997: 30). Die Teamarbeit sei im Wachstum begriffen, wohingegen die Kontrolle durch Vorgesetzte für die Mitarbeiter/innen ein Reizthema sei (vgl. Weibler 1997: 30). „Gruppenarbeit im teilautonomen Sinn verlangt eine Übertragung von Entscheidungsbefugnis, Zielsetzung u.ä.m. in die Gruppe selbst." (Weibler 1997: 30) „Die Hierarchien verflachen zunehmend. Die Leitungsspanne von Vorgesetzten erhöht sich." (Weibler 1997: 30)

5.2.14 Benachteiligung der Frauen in der Literatur zur transformationalen Führung

Judith Schwartz, die oben schon bei den Pro-Argumenten für die transformationale Führung zitiert wurde, hat auch eine ganze Reihe von negativen Aspekten beim transformationalen Führungsstilmodell aufgespürt:

- Die Grundlage der Theorie von Bass seien Studien beim Militär (Army War College) gewesen, mit dessen Hilfe er seinen MLQ-Fragebogen entwickelt hat (vgl. Schwartz 2006: 214). Weil vom Militär „Frauen über sehr lange Zeiträume ausgeschlossen" (Schwartz 2006: 214) gewesen seien, ist der MLQ-Fragebogen einseitig, zumal gut 98 % der Befragten Männer waren (vgl. Bass 1985: 199).

- Von den 18 Items des MLQ zur Charisma-Dimension finden sich nur „vier Items, die geschlechtsspezifisch formuliert sind" (Schwartz 2006: 232). In zwei dieser vier Items finden sich „klassische weibliche Eigenschaften bzw. Rollenmuster: Gerne-Zusammensein und Vertrauen" (Schwartz: 2006: 232).

- Auffällig sei, das unter den Autor/inn(en) der untersuchten Literatur zur transformationalen Führung nur eine Frau (Mary Anne Devanna), aber sieben Männer seien, „wobei sich unweigerlich der Eindruck der Eindruck aufdrängt, dass Führung ein Thema von Männern für Männer sein muss, zum dem Frauen keine(n) gehaltvollen Beitrag leisten können." (Schwartz 2006: 209)

- In der Literatur zur Führung finden Frauen kaum Beachtung (vgl. Schwartz 2006: 217). In einer qualitativen Studie von Devanna und Tichy wurden 12 Führende befragt, worunter sich nur eine Frau befand (vgl. Schwartz 2006: 216).

- Führende Männer würden in der transformationalen Literatur anders dargestellt als die wenigen führenden Frauen (vgl. Schwartz 2006: 221); während bei den dargestellten männlichen Führungskräften das berufliche Umfeld und die besonderen akademischen Leistungen erwähnt werden, so beschreiben Tichy und Devanna bei der einzigen von ihnen portraitierten weiblichen Führungskraft deren Sozialisationshintergrund (vgl. Tichy, Devanna 1995: 16 zit. nach Schwartz

2006: 218), wobei der Eindruck entstehe, „dass die Erfolge von Frauen im Grunde die ihrer Eltern sind" (Schwartz 2006: 219).

- Um die Führungskräfte zu bezeichnen, werden in der Literatur zur transformationalen Führung ausschließlich männliche Pronomen verwendet. Lediglich Bass entschuldigt sich für die Benutzung des männlichen Fürwortes; er würde auch immer Frauen mitbezeichnen, wenn er das Wort „er" benutzt. Daher beanstandet Schwartz: „Die Debatte um geschlechtsspezifische Sprache, deren Kern es ist, die Frauen auch in adäquater Art und Weise – immerhin sind sie die Hälfte der Menschheit und aus den allermeisten Bereichen der Lebens- und somit auch Arbeitswelt, auf die Führungstheorien sich ja beziehen, nicht mehr explizit ausgeschlossen (...) - sichtbar zu machen, ist im Kontext der Führungstheorien offensichtlich immer noch nicht angekommen, und das gut 25 Jahre nach ihren ersten öffentlichkeitswirksamen Schritten." (Schwartz 2006: 226)

- Geschlecht wird mit wenigen Ausnahmen nicht als Analysekategorie verwendet (vgl. Schwartz 2006: 253). Stereotype Vorstellungen von „Geschlecht" werden nicht reflektiert (vgl. Schwartz 2006: 253).

Konklusio: „*(Neo)charismatische und/oder Transformationale Führung* bilden zwei Männerdomänen ab – nämlich Führungspositionen, die immer noch Männern vorbehalten zu sein scheinen, und den akademischen wirtschaftswissenschaftlichen Kontext – und das spiegelt sich an den AkteurInnen der Texte deutlich wider." (Schwartz 2006: 253)

5.3 Diskussion

Die Pro-Argumente für das transformationale Führungsstilmodell sind schnell abgehakt: es mag ja sein, dass transformationale Führung die emotionalen Bedürfnisse der Angestellten, die bisher stiefmütterlich behandelt wurden, besser berücksichtigt, die Zufriedenheit der Mitarbeiter/innen mehr steigert und Frauen verstärkt in Führungspositionen befördert. Doch es stellt sich die Frage, ob nicht auch andere Führungsstile und Leitungsmethoden zur Verfügung stehen, die ähnlich erfreuliche Effekte erzielen, die aber die Nebeneffekte des transformationalen Führungsstils, wie Unterbindung von unternehmensinterner Kritik und Ausnutzung der Mitarbeiter/innen - durch vermeintliche Steigerung ihrer Leistungen bis zum Burnout -, vermeiden. Hebt z. B. ein partizipativer Führungsstil nicht viel mehr die Zufriedenheit der Mitarbeiter/innen am Arbeitsplatz an?

Die empirischen Belege für das transformationale Führungsstilmodell indes vermögen so überhaupt nicht zu überzeugen, weil mittels des MLQ nicht unbefangen ermittelt wird, wie Menschen führen und welche Wirkungen und Nebenwirkungen sie damit hervorrufen, sondern ob sich vordefinierte Führungsstile im Untersuchungsfeld wiederfinden. Die Wahrnehmung der Forscher/innen bei diesen Studien ist also selektiv und es kann auch nicht überzeugend nachgewiesen werden, dass es wirklich der transformationale Führungsstil ist, der die positiven Effekte hervorbringt.

Die Contra-Argumente gegen das transformationale Führungsstilmodell indes sind ganz unterschiedlicher Qualität und daher werden sie im Folgenden in drei Kategorien unterteilt: widersprüchliche Kritik, leicht widerlegbare Kritik und gelungene Kritik. Jene Argumente aus Kapitel 5.2, die unproblematisch erscheinen, werden im Folgenden auch nicht weiter diskutiert – mit Ausnahme der Argumente, die in 5.3.3 aus der Masse der aufgeführten Gegenargumente besonders herausgehoben werden.

5.3.1 Widersprüche in der Kritik

Wunderer verwickelt sich in folgenden Widerspruch: Im Rahmen der Gesamtargumentation von Wunderer, die sich gegen das transformationale Führungsstilmodell richtet, fällt das Argument, es gebe nicht genügend Charismatiker, um alle Führungspositionen mit ihnen zu besetzen, aus dem Rahmen. Was kümmert es Wunderer, dass sich das transformationale Führungsstilmodell nicht flächendeckend in die Praxis umsetzen lässt, wenn er es doch ohnehin aus inhaltlichen Gründen ablehnt? Er könnte doch froh sein, dass sich das Modell nicht umsetzen lässt, da er es doch sowieso für schlecht hält.

Auffällig ist der Unterschied der Bewertung von charismatischer Führung in den USA und in Deutschland, wodurch die Frage nach der „interkulturellen Übertragbarkeit charismatischer Führungsansätze" (Kammel, Hentze 1996: 71) aufgeworfen wird. Es ist aber nicht nur die historische Erfahrung eines charismatischen, aber despotischen Herrschers, die die charismatische Führung im deutschsprachigen Raum unattraktiv macht; Voraussetzung für den charismatischen Führungsstil ist der „American Way of Live" (Kammel, Hentze 1996: 71), der sich in Engagement, Eigeninitiative und Optimismus ausdrücke (vgl. Kammel, Hentze 1996: 71); dem stehe in Deutschland eine „schwerfällige, autokratisch-bürokratische Administration und entsprechende Mentalität" gegenüber (Kammel, Hentze 1996: 71). Dieser Einwand verwundert, da doch die beiden Autoren nur wenige Zeilen vorher noch behauptet hatten, dass die charismatische Führung der Erfordernis nach mehr „Autonomie und Eigeninitiative" (Kammel, Hentze 1996: 71) entgegenstehe.

Aber auch in anderen Ländern als Deutschland ist der charismatische Führungsstil nicht das Mittel der Wahl: „Zum Beispiel ist es wahrscheinlich, daß in Ländern, die

Führungspersonen gegenüber im allgemeinen eher skeptisch eingestellt sind, (...) charismatische Führungspersonen weniger häufig auftreten." (Hauser 1999: 1009 f.) Als Beispiele für solche Länder nennt Hauser die Schweiz (aus der er selber stammt) und die Niederlande (vgl. Hauser 1999: 1010). Um dann aber am Schluss seiner Untersuchung doch zu behaupten, dass die GLOBE-Studie nachgewiesen habe, dass „charismatische Führung starke, kulturübergreifende, generelle Komponenten" (Hauser 1999: 1018) besäße.

5.3.2 Leicht widerlegbare Kritik

Der in Kapitel 5.2.3 unter Punkt 5 erläuterte Einwand bezüglich des Widerspruchs zwischen der Ermächtigung der Mitarbeiter/innen und einem im Grunde autoritären Führungsstil lässt sich leicht anhand eines konkreten Fallbeispiels widerlegen: Der österreichische Soziologe und Wirtschaftswissenschaftler Johannes Steyrer hat nach dem Unfalltod des Kärntner Rechtspopulisten Jörg Haider (zunächst FPÖ, dann ab 2005 BZÖ) die Berichterstattung in Zeitungen und Zeitschriften hinsichtlich des Zusammenhangs zwischen Charisma und Narzissmus im öffentlichen Bild von Haider analysiert: „So rasch er [Haider] Talente in seiner Umgebung förderte, so rasch montierte er diese auch wieder ab (...) Dies deutet auch darauf hin, dass Haider es nicht ertrug, wenn „seine" Talente allmählich auf Augenhöhe mit ihm gelangten. Den Platz an der Sonne beanspruchte er exklusiv für sich." (Steyrer 2011: 96 f.) Der charismatisch Führende protegiert seine Mitarbeiter/innen nur so lange sie ihm nicht selbst gefährlich werden können; sobald sie eine Gefahr für den Führenden darstellen, werden sie ins „politische Abseits" (News 2008: 16, zit. nach Steyrer 2011: 97) befördert. Charismatische Führung ist also nicht wirklich kompatibel mit einer partizipativen Unternehmensorganisation.

Der in Kapitel 5.2.11 dargestellt Einwand gegen das transformationale Führungsstilmodell, dass bei der charismatischen Führung eine Nachfolgeproblematik eintreten würde, ist schwer nachzuvollziehen. Die ausführliche Darstellung der Nachfolgeregelung im Rahmen der Veralltäglichung des Charisma durch Max Weber zeigt, dass sie von allen Problemen der charismatischen bzw. transformationalen Führung das geringste Problem darstellt. Es gibt zahlreiche Mechanismen, die die Nachfolgerschaft sicherstellen; ob dann der Nachfolger genauso gut wie der Vorgänger führt, ist nicht alleine ein Problem der charismatischen Herrschaftsform und ist in der Natur der Sache begründet – Menschen sind eben nun mal unterschiedlich. Der Übergang der Macht von einem charismatischen Herrscher auf einen anderen kann (muß?) aber auch zu einer Anpassung des Führungspersonals an die veränderte Situation führen.

5.3.3 Gelungene Kritik

Neuberger trifft hinsichtlich einer schwärmerischen Beschreibung der Führer-Geführten-Beziehung von House, in der unter anderem von der „Verpflichtung und Hingabe an den Führer" (House, Singh 1987: 684 f., zit. nach Neuberger 1994: 57) die Rede ist, einen neuralgischen Punkt des transformationalen Führungsstilmodells: „Liest man als Deutscher eine solche Liste und denkt dabei an den größten Führer aller Zeiten, dann kommen einem zumindest ambivalente Gefühle." (Neuberger 1994: 57) Vielleicht ist es diese historische Erfahrung, die zu einer „Intoleranz gegenüber Machtgefällen (...) im deutschsprachigen Kulturraum" (Hofstede 1980, zit. nach Steyrer 1991: 345) führt. Führungsforschung beziehe sich mehr auf die Führungsfunktion und weniger auf die Person (vgl. Steyrer 1991: 345). „Provokant könnte man dazu formulieren, dass die deutschsprachige Führungsforschung Führungsforschung ohne „Führer" ist." (Steyrer 1991: 346) Hier sei aber auch der Grund dafür zu finden, dass dem transformationalen Führungsstilmodell kaum Rechnung getragen werde (vgl. Steyrer 1991: 346) und „personalisierende Führungstheorien" auf eine „allgegenwärtige „Führer-Phobie" stießen (Wunderer 1985: 252, zit. nach Steyrer 1991: 346).

Obzwar Steyrer ideologische Anteile bei personenzentrierten Führungstheorien zugesteht, so findet er sie allerdings auch bei seinen Gegnern, denn es sei „genauso ideologisch, den Führenden als Person aus allen Überlegungen auszugrenzen, wie ihn zum alleinigen Herrn des Geschehens zu machen" (Steyrer 1991: 346). Diese Auffassung ist schon etwas ausgewogener als die Feststellung von Felfe, die Diskussion über das transformationalen Führungsstilmodell sei „anfänglich zum Teil ideologisch geprägt" (Felfe 2006a: 164) gewesen. Die Einwände, die gegen das transformationale Führungsstilmodell vorgebracht werden, untermauerten die Wissenschaftler/innen zum großen Teil mit guten Argumenten, wie das Kapitel 5.2 dieser Arbeit gezeigt hat. Wo nun aber genau die Trennlinie zwischen Ideologie und Theorie liegt, ist schwer zu sagen; wenn man als Ideologie eine Mischung aus Grundüberzeugungen und Werten auffasst, dann ist eine Diskussion, bei der es um die Führung von Menschen geht, also auch ethische und sozialpolitische Überlegungen eine Rolle spielen müssen, nicht ganz frei von ideologischen Anteilen zu halten; würde z. B. ein Wissenschaftler nachweisen, dass ein despotisch-diktatorischer Führungsstil zu den besten aller möglichen Ergebnisse führe, dann müsste man also auch ideologisch motiviert dagegen vorgehen dürfen, ohne gleich seinen wissenschaftlichen Anspruch zu verlieren. Denn es kann in der Führungsforschung nicht alleine um die Frage gehen, welcher Führungsstil der effektivste ist, sondern auch darum, welchen Führungsstil wir haben wollen.

6 Anwendbarkeit der transformationalen Führung in Pflegeeinrichtungen

Es gibt eine Reihe von Studien zur transformationalen Führung in der Pflege. Aus diesen Studien wurde Kilians Studie herausgegriffen (Kap. 6.1), weil sie im deutschsprachigen Raum durchgeführt wurde; es ist nämlich die Frage, ob die von Cummings et al. (2008, 2009) und Marshall (2011) in den USA sowie die von Thyer in Australien (2003) gewonnenen Erkenntnisse auf den deutschsprachigen Raum übertragbar sind. Die Situation in den Pflegeeinrichtungen im Allgemeinen (Kap. 6.2) und der Situation der PDL im Speziellen (Kap. 6.3) bauen auf basis- und praxisnahen Artikeln in Pflegefachzeitschriften wie „Die Schwester/Der Pfleger" und „Heilberufe/Das Pflegemagazin" auf. Zu einer abschließenden Bewertung, inwieweit transformationale Führung in Pflegeeinrichtungen anwendbar ist, kommt es in Kap. 6.4.

6.1 Kilians Studie zur transformationalen Führung in der Pflege

Robert Kilian hat für seine Dissertation im Fach Pflegewissenschaft Stationsleitungen von südbayerischen und österreichischen Krankenhäusern ihre eigenen Führungseigenschaften mittels des von ihm modifizierten MLQ-Fragebogens einschätzen lassen (vgl. Kilian 2013: 135 ff.). Die von diesen Stationsleitungen geführten Mitarbeiter/innen sollten im Gegenzug ihre Stationsleitung einschätzen (vgl. Kilian 2013: 157), wobei es – wenig erstaunlich – zu Abweichungen von Fremd- und Selbstbildern kam (vgl. Kilian 2013: 246). Das Ergebnis sei, dass bereits viele Stationsleitungen transformational führen (vgl. Kilian 2013: 277) und dies auch mit Effizienzkriterien korreliere (vgl. Kilian 2013: 276). Kilians Studie weist allerdings sehr viele Mängel auf:

- Der Autor hat sich eines Fragebogens bedient, der Vorannahmen macht und Konzepte und Ideen an das Untersuchungsfeld heranträgt; einige Führungsstile können durch den MLQ gar nicht abgefragt werden (z. B. der demokratische oder der situative Führungsstil). Die Fragen des MLQ sind vieldeutig und lassen einen großen Interpretationsspielraum zu. Kilian geht nicht in das Feld, um dort von der Beobachtung von Führungssituationen Erkenntnisse abzuleiten und diese konzeptionell zu verdichten, sondern versucht, ein schon vorgefertigtes Modell nur noch ein weiteres mal zu verifizieren. Insofern ist diese Studie wissenschaftlich nicht solide.

- Die Anzahl der befragten Personen ist zu gering, als dass man davon wirklich ernstzunehmende Aussagen ableiten kann; gerade die Gruppe der älteren Stationsleitungen, die über 50 Jahre alt sind, umfasst nur 4 Personen. Kilian merkt selbstkritisch zu seiner Studie an: „Kritisch ist auch zu betrachten, ob eine regi-

onale Eingrenzung der Studie auf Südbayern und Österreich sowie die Verteilung der Untersuchung auf lediglich zehn öffentliche, fünf freigemeinnützige
und fünf private Krankenhäuser nicht zu knapp ist und somit eine zu geringe
Repräsentativität über das Gebiet „Führung in der Pflege" darstellt. (...) Zu Bedenken ist außerdem, dass sich vereinzelt Ergebnisse dieser Studie auf eine re-
lativ geringe Zahl von Probanden zurückführen lassen." (Kilian 2013: 281)
Führen solche Sätze nicht die gesamte Studie ad absurdum?

- Kilian zeigt nicht, wie genau der Führende mit seinen Eigenschaften den Untergebenen motiviert und beeinflusst. So haben schon Kammel und Hentze ganz
  allgemein in der Charismaforschung festgestellt, dass die Ergebnisse „noch zu
  deskriptiv bzw. lediglich schwach explorativer Natur" sind (Kammel, Hentze
  1996: 70). „Es wird nicht hinreichend deutlich, welche psychodynamischen
  Mechanismen die in den Theorien beschriebenen engen Bindungen zwischen
  dem charismatischen Führer und seinen „Anhängern", den Geführten, determi-
  nieren."

- Allen Ernstes führt Kilian Dr. House, den „Helden" einer TV-Arztserie, als
  Beispiel für transformationale Führung an (vgl. Kilian 2013: 34). Kilian bezieht
  sich hierbei auf den „Zukunftsforscher" Matthias Horx. Gehen wir zur Origi-
  nalquelle zurück: Horx beschreibt Dr. House[20], so wie üblicherweise transformationale Führer beschrieben werden, nämlich als Exzentriker. House sei ein
  „atheistischer Zyniker vor dem Herrn", „der nicht den geringsten Respekt vor
  „bewährten Methoden" habe (Horx 2009: 280). House sei ein „hochkooperati-
  ver Autist" (Horx 2009: 280), der sein Team nur scheinbar tyrannisch beherr-
  sche (vgl. Horx 2009: 280). Die vom Chef zum Leuchten gebrachten Teammit-
  glieder (vgl. Horx 2009: 281) sind „ebenso eigensinnig wie House selbst"
  (Horx 2009: 280). Die vom Team entwickelten Erklärungen für eine Krankheit
  werden „zerpflückt" (Horx 2009: 280); House reiße das „Team aus der Kom-
  fortzone einfacher Erklärungen" (Horx 2009: 281) Die Mittel, um aus „Dr.
  House und seiner Truppe Ergebnisse herauszukommen" sind eine „Vision,
  die sich unterscheidet, ein Ziel, das fasziniert, eine Erzählung, der wahrhaft
  kreative Menschen bereit sind zu folgen" (Horx 2009: 293). Conclusio: „Führung im 21. Jahrhundert ist die Fähigkeit, verschiedene Expertisen multiper-

---

[20] Nicht nur hier hat Horx nachlässig recherchiert, da er z. B. behauptet, dass es sich bei der von ihm
referierten Episode der Serie „Dr. House" um die vierte Episode handelt (Horx 2009: 279, 359), obwohl er die 73. Episode (Episode 3 von Season/Staffel 4) mit dem Titel „97 Seconds" (deutsch: „97
Sekunden") meint (vgl. Reufsteck, Stöckle 2009: 29).

spektivisch zu einem Erkenntnisprozess zu ordnen und daraus Strategie zu generieren." (Horx 2009: 281) Der Unterhaltungswert der Serie „Dr. House" sei unbestritten, doch kann eine Führungsperson, die z. B. einen Wachkomapatienten aus seinem Bett befördert, um sich selbst in dieses zu legen und um dann TV zu schauen, wirklich als heroenhaftes Beispiel für transformationale Führung herhalten? Diese Szene allerdings zitiert Kilian nicht.

- Auf lediglich einer Seite stellt Kilian „Nachteile und Risiken" (Kilian 2013: 120 f.) des transformationalen Führungsstilmodells vor; Hauptquelle der kritischen Bemerkungen sind Texte von Wirth (2007) und Wunderer („Führung und Zusammenarbeit"; Kilian bezieht sich auf die Ausgabe von 2007, während für die vorliegende Arbeit auf die Ausgabe von 2003 zurückgegriffen wurde); die Kritikpunkte, die, wie die vorhergehende Darstellung und Diskussion der Argumente für bzw. gegen das transformationale Führungsstilmodell zeigt, profund und treffend sind, werden von Kilian sehr oberflächlich abgehandelt; der Problematik des transformationalen Führungsstilmodells wird diese Darstellung leider nicht gerecht.

6.2 Situation in den Pflegeeinrichtungen im Allgemeinen

In sehr vielen Artikeln in den Pflegefachzeitschriften wird der Fachkräftemangel angeführt (vgl. Blanck-Köster 2013: 488; Buxel 2011: 426[21]; Galatsch et al. 2011: 500; Hornung 2013: 21; Jacobs 2011: 437; Kost 2013: 700; Laban, Schmidt 2014: 14; Landschek 2011: 43; Meißner 2010: 57; Ruhl, Teigeler 2011: 433). „Personelle Engpässe" (Ehrlich 2014: 57) sind die Konsequenz. Das noch verbliebene Personal erlebt eine Arbeitsverdichtung (vgl. Hollmann, Teigeler 2010: 917; Janning 2008: 58; Schiffer 2011: 440). Beim Pflegepersonal macht sich „mehr und mehr (...) Frustration breit" (vgl. Bechtel 2012: 10) mit der Konsequenz, dass sich die „Fluktuation erhöht" (Hollmann, Teigeler 2010: 918) oder die Pflegenden „aus dem erlernten Beruf" (Hornung 2014: 20) ganz aussteigen. Die Verweildauer von Pflegekräften im Beruf „liegt deutlich unter der anderer Berufsgruppen" (Hornung 2014: 20). Die Unternehmen liefern sich einen „War for Talents", also einen „Kampf um die besten Mitarbeiter" (Blanck-Köster, 2013: 492). Die Bewerberzahlen für den Pflegeberuf sind rückläufig (vgl. Schiffer 2011: 440).

---

[21] „Nach aktuellen Hochrechnungen des Statistischen Bundesamtes werden im Jahr 2025 voraussichtlich etwa 112 000 Pflegerinnen und Pfleger in Vollzeitanstellung fehlen, um den Bedarf an professioneller Alten- und Krankenpflege in Deutschland decken zu können." (Buxel 2011: 426)

Das Problem wird sich noch verschärfen, da der Personalbedarf in der Pflege steigt (vgl. Isfort et al. 2010: o. S., zit. nach Galatsch et al. 2011: 500). Durch den demografischen Wandel sind die Anforderungen gestiegen (vgl. Quellmann 2011: 439). Patienten brauchen länger für die Rekonvaleszenz und bleiben daher länger im Krankenhaus (vgl. Laban, Schmidt 2014: 14); die Anzahl der pflegebedürftigen Menschen nimmt zu (vgl. Blanck-Köster 2013: 488; Galatsch et al. 2011: 500) und die Patienten sind stärker versorgungsbedürftig (vgl. Lux, Lücke 2014: 178)

Demgegenüber steht ein wenig attraktives Berufsbild:

- „überdurchschnittliche hohe physische und psychische Arbeitsbelastung" (Atmani, Schwarzmaier 2012: 696);
- „jede dritte Pflegekraft" fühlt sich „von der Arbeit am Patienten überfordert" (Laban, Schmidt 2014: 15);
- komplexer werdende Verfahren (vgl. Lux, Lücke 2014: 178);
- „immer größerer Druck" (Janning 2008: 58);
- „geringe Verdienstmöglichkeiten" (Atmani, Schwarzmaier 2012: 696);
- „mangelnde Fort- und Weiterbildungsmöglichkeiten" (Atmani, Schwarzmaier 2012: 696);
- „schwierige Verträglichkeit von Familie und Beruf" (Atmani, Schwarzmaier 2012: 696).

Müller-Laupert bringt die Gesamtsituation in der Pflege auf den Punkt: die Pflege im Krankenhaus ist am Leistungslimit (vgl. Müller-Laupert 2012: 926). Das ist eine Aussage, die man zweifellos auch auf die stationären Pflegeeinrichtungen übertragen kann.

6.3 Situation der PDLs im Speziellen

Die **Arbeitssituation** der Pflegedienstleitung (PDL) ist schwierig: Der „teils rasante Wandel im Pflegebereich" (Ehrlich 2014: 58) erfordere „hohe Anpassungsfähigkeit, Kreativität und ständige Lernbereitschaft" (Winand, Siegling 2011: 1124). „Verlässliche Führungsarbeit in den Zeiten der rasanten Abfolge von Veränderungen" sei „eine unerlässliche Konstante" (Winand, Siegling 2011: 1124). Die besondere Herausforderung wird aber noch nicht mal entsprechend gewürdigt: Die PDL verdient nicht so viel wie Führungskräfte in anderen Branchen (vgl. Lux, Lücke 2014: 178). Die unterbezahlten Führenden halten sich in dem „Spannungsfeld Patientenzufriedenheit, Mitarbeiterzufriedenheit und Wirtschaftlichkeit" (Winand, Siegling 2011: 1124) auf. Dies führt zu Konflikten, da an die Führungskraft in der Pflege von unterschiedlichen Seiten Erwartungen gestellt werden: „Vor allem die untere und mittlere Führungsebene, Stations- und Wohnbereichsleitungen, klagt immer wieder über den enormen Druck, den sie in ihrer sog. „Sandwichposition" aushalten müssen. Einerseits Arbeitgeberfunktion zu haben, führen und Vorbild sein zu müssen, in dieser Funktion auch häufig unangenehme Botschaften zu überbringen, auf der anderen Seite die berechtigten Interessen ihres Teams zu berücksichtigen und wahrzunehmen, und darüber hinaus als Mitarbeitende auch selbst unmittelbar Mitglied des Teams zu sein." (Knüppel 2008: 13)

Die PDL nimmt gegenüber den Mitarbeitern eine **Doppelrolle** ein, denn sie muss einerseits Leistungen fordern, andererseits aber auch den Mitarbeiter fördern (Josat 2007: 454).

Der **Stress** der PDL ist immens; die Teilnehmer eines BurnOut-Präventionsprogramms sagten, dass sie sich aufgrund der äußeren Umstände ihrer Tätigkeit gar nicht mehr erholen können (vgl. Daneke 2014: 188). Bei einer DBfK-Studie wurden ca. 200 Pflegeleitungen nach den aktuellen Anforderungen durch ihren Job befragt (vgl. Janning 2008: 58). Ergebnisse: „Viele Führungskräfte in der Pflege sind reif für eine Auszeit. (...) So gaben mehr als 11 % der Befragten zu, sich durchschnittlich einmal im Jahr krank melden, um sich dem Druck an ihrem Arbeitsplatz für einige Tage zu entziehen." (Janning 2008: 58) Weitere Zahlen dieser Studie: „Knapp 37 % der Führungskräfte fühlen sich aktuell sehr belastet; über 7 % sogar „extrem belastet". (...) 65,2 % litten an Muskel- und Skeletterkrankungen, 21,7 % an psychischen und psychosomatischen Krankheiten." (Janning 2008: 58)

Problematisch ist auch die **Heranführung der PDL an ihre Führungsaufgabe**. Häufig ist die Grundlage für die Beförderung zur Führungskraft die Dauer der Betriebszugehörigkeit oder ihr Wissen, während die Führungsfähigkeit dabei nicht berücksichtigt werde (vgl. Bradberry, Greaves 2005: o. S., zit. nach Josat 2007: 454). „Neben der medizinischen Kompetenz benötigt eine Führungspersönlichkeit strategisches und analytisches Denken." (Windeck, zit. nach Landschek 2011: 43). Führende brauchen als Eigenschaft vor allem Intelligenz, so wurde aus der aktuellen Forschung herauskristallisiert (vgl. Lux, Lücke 2014: 179). „Wenn eine Person ein hohes Maß an Intelligenz hat, kann man davon ausgehen, dass sie sich die notwendigen Fähigkeiten aneignen kann, um in der Führungsrolle erfolgreich zu agieren." (Lux, Lücke 2014: 179) Die Weiterbildungen bereiten nicht adäquat auf die Führungsaufgabe vor, da die Inhalte dieser Weiterbildungen sich gleichen, die Ansprüche in der Praxis aber differieren (vgl. Ruhe, zit. nach Burtke 2008: 49). Lücken gebe es z. B. bei der Dienst- oder Einsatzplanung (vgl. Ruhe, zit. nach Burtke 2008: 49 f.). Immer mehr Bewerber für Führungspositionen sind zwar studiert, haben aber noch keine Leitungserfahrung (vgl. Ludwig, Maase 2011: 602). Wer nach einem Pflegemanagementstudium gleich auf eine Leitungsstelle wechselt, ist oft überfordert (vgl. Ruhe, zit. nach Burtke 2008: 50). Bisher hat man die Einarbeitung für Führungskräfte in der Pflege vernachlässigt (vgl. Miertsch et al. 2012: 181). Selbst wenn Personen „von intern in eine Führungsposition" gelangen, wissen sie nicht, „was von ihnen als neue Führungskraft erwartet wird" (Miertsch et al. 2012: 182). „Einige flüchten sich in einen autoritären Führungsstil, was Zimber als Ausdruck von Überforderung interpretiert." (Nolte 2009: 45).

Das Chefverhalten hat **Auswirkungen auf die Mitarbeiter/innen**: Erschöpfung, Müdigkeit und Schlaflosigkeit der Mitarbeiter/innen sind die Konsequenzen. Pflegekräfte werden um 62 % häufiger wegen einer psychischen Erkrankung krank geschrieben als andere Berufsgruppen (vgl. Nolte 2009: 42). Die Leitungen in der Pflegebranche sind für die Gesundheitspflege der Mitarbeiter/innen besonders wenig sensibilisiert. Der Wirtschaftspsychologe Andreas Zimber sagt dazu folgendes: „Je höher die Pflegenden in der Hierarchie stehen, desto mehr sind sie auf Zahlen fixiert." (Zimber, zit. nach Nolte 2009: 45) Dabei sollten sich die Leitungen in der Pflege lieber selber reflektieren, ihre eigene Persönlichkeit entwickeln und sich in Gesprächsführung üben (vgl. Nolte 2009: 45).

Der Alltag der PDL ist durch das **Finden und Halten von Personal** bestimmt, wobei sie kaum mehr als „Notstandsverwalter" (vgl. Bechtel 2012: 10) fungiert. „Engagierte Mitarbeiter in pflegerischen, betreuerischen und hauswirtschaftlichen Bereichen der Altenhilfe finden, entwickeln, halten und begeistern, war schon immer eine ganz besondere Herausforderung." (Quellmann 2011: 439) Die bewährten Instrumentarien reichen nicht mehr, um Personal zu halten und neues zu finden (vgl. Quellmann 2011: 439). Meistens wird das Personalmarketing von einer Leitungskraft nebenbei erledigt; es bleibt keine Zeit für Strategien; so wird das neue Personal situativ und aktionistisch gewonnen. „Unternehmen allerdings, die im Personalmarketing keine langfristige Strategie verfolgen, haben auf dem Markt dauerhaft keine Chance." (Müller, T. 2010: 54) Aber auch für das Halten des vorhandenen Personals sind die Gesundheitseinrichtungen nicht gewappnet, denn Helmut Schiffer, der stellvertretende Pflegedirektor der Charité, beanstandet fehlende Personalbindungskonzepte (vgl. Schiffer 2011: 440). Happach ergänzt, dass bei „Führungskräften eine erhebliche methodische, soziale, kommunikative und persönliche Kompetenz" gefragt sei, die „durch gezielte Fort- und Weiterbildungsprogramme erreicht werden muss" (Happach 2008: o. S., zit. nach Blanck-Köster 2013: 492). Dies ist auch deshalb so wichtig, da „die meisten Mitarbeitenden eigentlich nicht das Unternehmen verlassen, sondern ihre jeweilige Führungskraft" (Hornung 2014: 21). „Dem Aspekt der wertschätzenden Führung wird zukünftig eine besondere Bedeutung beigemessen werden, wobei Führungskräfte eine besondere Verantwortung bei der Entstehung einer positiven Wertschätzungskultur im Unternehmen übernehmen müssen." (Blanck-Köster 2013: 492) Die moderne Führung wendet sich vom stark anweisenden Führungsstil in einem hierarchischen System ab (vgl. Winand, Siegling 2011: 1125): „Die Pflegedirektion des Universitätsklinikums Aachen vollzieht einen Wandel des Führungsverständnisses hin zu Überzeugen, Beteiligen und Kooperieren." (Winand, Siegling 2011: 1125) Die Einführung neuer Verfahrensweisen mit dem Ziel einer Prozessoptimierung kann nur funktionieren, wenn alle beteiligten Berufsgruppen in die Entwicklung mit einbezogen werden (vgl. Hollmann, Teigeler 2010: 917). Die Chefs sollten herausfinden, warum gekündigt wurde, um weitere Abwanderung zu verhindern (vgl. Hornung 2014: 21).

Das **betriebliche Klima** spielt eine entscheidende Rolle, um Personal in der Pflege zu halten und zu gewinnen (Galatsch et al. 2011: 501 f.), denn die meisten Kündigungsgründe lägen im Teamklima (Müller, T. 2010: 55). „Pflegedienstleiter und Fachwirte müssen plötzlich nicht mehr nur die fachliche Qualität und die betrieblichen Arbeitsabläufe steuern und die wirtschaftlichen Kennzahlen im Blick haben, sondern sie müssen sich wegen zunehmender Personalengpässe verstärkt auf gute Teamführung und Teamentwicklung verstehen." (Ehrlich 2014: 58) Bei der Teamentwicklung kommt der Konfliktlösung ein besonderer Stellenwert zu. „Das Betriebsklima und die Zufriedenheit der Mitarbeiter sind in höchstem Maße davon abhängig, wie Organisationen und ihre Führungskräfte bei der Konfliktvermeidung (soweit das möglich ist) und Konfliktbehandlung agieren." (Hellmann 2014: 165). Wegen der aktuellen Arbeitsverdichtung und der damit einhergehenden Konflikte benötigt eine Führungskraft besondere Kompetenz, um diese Konflikte zu lösen (vgl. Hollmann, Teigeler 2010: 916 f.). Eine weitere Aufgabe der Führungskraft ist die „Mobbing-Prävention". Mobbing muss vorgebeugt werden; die Führungskraft muss die Stimmung und die sozialen Beziehungen der Mitarbeiter im Blick haben; sollte Mobbing doch vorkommen, muss ganz schnell eingegriffen werden (vgl. Eckardt 2010: 495). Dabei sollte sich die Führungskraft auch selber kritisch reflektieren, denn: „Hauptauslöser von Mobbing-Handlungen sind Führungskräfte, die unter Qualifikations- und Persönlichkeitsproblemen leiden." (Eckardt 2010: 494)

Führung muss **zielgruppenorientiert** sein. Wichtig für eine Führungskraft ist es, die Werte der Mitarbeiter zu kennen und darauf einzugehen. Die Führenden sollen die Mitarbeiter gemäß ihrer Werte fördern und ihnen Ziele geben, die zu ihren Werten passen (vgl. Ruhl, Teigeler 2011: 434). Die Pflegenden stammen allerdings aus vier verschiedenen Generationen: „Wirtschaftswunder-Generation (Geburtenjahrgänge 1945-55), die Baby-Boomer (Geburtenjahrgänge von 1956-65), die Generation X (1965-85) und die Generation Y (nach 1985 geboren)." (Laban, Schmidt 2014: 15)[22] Die verschiedenen Generationen haben z. B. in Bezug auf Mitarbeiterführung unterschiedliche Vorstellungen (vgl. Laban, Schmidt 2014: 15). Die Führung sollte daher „generationengerecht" (Laban, Schmidt 2014: 15) sein. „Die damit einhergehende Individualisierung des Führungsverhaltens macht das Management im Gesundheitswesen anspruchsvoller als je zuvor. Es erscheint daher sinnvoll, sich intensiv mit der Führungskräfteentwicklung in der Pflege auseinanderzusetzen und sich des Stellenwertes guter Führung für die Motivation der Mitarbeitenden bewusst zu werden." (Laban, Schmidt 2014: 15)

6.4 Braucht eine PDL Charisma?

Sowohl die Schilderung der Situation der Pflege im Allgemeinen in Kapitel 6.2, als auch die Schilderung der Situation der PDLs in Kapitel 6.3, insbesondere die Aussage, dass die Pflege im Krankenhaus am Limit angelangt sei, machen ganz klar deutlich, dass es selbst den charismatischsten Führenden nicht gelingen wird, die Pflegenden dazu zu bewegen, mehr zu leisten, als je von ihnen erwartet wurde. Selbst Kilian fragt selbstkritisch, „ob es nicht generell ein Nachteil sein kann, wenn die Mitarbeiter in diesen turbulenten und ohnehin sehr anstrengenden Zeiten immer noch zu mehr Leistung angespornt werden" (Kilian 2013: 213). Diese Worte aus dieser Feder!

Überdies ist es die Frage, inwieweit die Befürworter der transformationalen bzw. charismatischen Führung überhaupt einen universellen Anspruch auf ihr Führungsstilmodell erheben. Hentze und Kammel schreiben hierzu: „Es erscheint im Hinblick auf situative Faktoren plausibel, daß nicht jede Arbeitsrolle eine „ideologische Unterfütterung" benötigt. (...) Nach der Überzeugung von House gibt es Situationen, in denen die Sachrationalität betonende Führungspersonen wichtig sind und Situationen, die dominant charismatische Führer erfordern sowie Situationen, in denen beides notwendig ist." (Kammel, Hentze 1996: 69) Es ist außerdem zu hinterfragen, ob eine transformationale Führung in der Pflege überhaupt möglich ist, da die Arbeitsweise des Pflegepersonals vor allem durch zahlreiche Standards, Anweisungen und Stellen-

---

[22] Es sei aber darauf verwiesen, dass diese Einteilung in Generationen umstritten ist, weil die speziellen Generationsbezeichnungen wie Konstrukte erscheinen, die einer empirischen Grundlage entbehren. So wird der Begriff „Generation Y" im Satire-Magazin *Titanic* in der Rubrik „Briefe an die Leser" als eine „Erfindung plappermäuliger Journalisten und Soziologen, die schon morgen eine andere nichtvorhandene Sau durch das globale Mediendorf treiben werden" (Titanic 2014: 12) bezeichnet.

beschreibungen bestimmt ist und für eine Leitungsperson kaum mehr Spielraum für eine Führung bleibt, die über Kontrolle, Korrektur und Sanktionen sowie Fort- und Weiterbildung hinausgeht.

Wünschenswert wäre es eher, wenn die Führungskräfte sich innerhalb der Einrichtung austauschen und sich kollegial beraten würden. Und: „Weiterbildungsangebote sollten mehr Wert auf die weichen Faktoren der Mitarbeiterführung legen." (Nolte 2009: 45)

„Die Führungskraft nicht als Kontrolleur, sondern als Coach und der Mitarbeiter nicht als Weisungsempfänger, sondern als Partner – ein partizipativer Führungsstil reduziert Belastungen und Fehlzeiten, wie Studien belegen." (Nolte 2009: 43) Das Selbstwertgefühl der Mitarbeiter/innen steigt, wenn diese vom Vorgesetzten sozialen Rückhalt bekommen. „Altenpflegekräfte, die häufig positive Rückmeldungen bekommen, fühlen sich trotz vergleichbarer Arbeitsbelastung deutlich geringer beansprucht und hatten ein signifikant niedrigeres Burnout-Risiko, so eine weitere Studie." (Nolte 2009: 45)

7 No More Heroes, No More Shakespearoes[23] - Schlussfolgerungen aus der Diskussion und Fazit

Das Kernproblem des transformationalen Führungsstilmodells ist die Übertragung eines religiösen Begriffs auf wirtschaftliche und politische Organisationen; siehe dazu Kap. 7.1. Daran schließt sich die in Kap. 7.2 erörterte Frage an, ob denn nicht wenigstens Charisma für religiöse Gruppierungen tauglich ist. Ein anderer Rettungsversuch ist es, dass transformationale Führungsstilmodell als das kleinere Übel anzusehen: besser ein schlechter Führungsstil als gar keiner. In Kap. 7.3 erfolgt eine die vorliegende Erörterung – nicht die gesamte Diskussion! - abschließende Wertung. Kap. 7.4 hält Ausschau auf die künftige Entwicklung, gefolgt von einem wirklich sehr kurzem Anriss der Alternative zum transformationalen Führungsstilmodell, denn dies ist wieder ein ganz anderes Thema.

7.1 Kernproblem: Säkularisation eines religiösen Begriffs

Das transformationale Führungsmodell ist eine Neuauflage von Max Webers Charisma-Konzept aus den Jahren 1909-1920. Aber genauso wie schon das Bürokratiekonzept Max Webers „oft als eine Gestaltungsempfehlung" „mißverstanden" (Weibler 1997: 28) worden sei, „obwohl es nur eine idealtypische Beschreibung eines historischen Entwicklungsverlaufs darstellte" (Weibler 1997: 28), so ist auch Webers Darstellung der charismatischen Herrschaft weder eine Empfehlung, noch eine Vision, sondern nichts als eine neutrale und soziologische Beschreibung dessen, wie charismatische Herrschaft funktioniert.

Das ganze dann aber umzudrehen und aus einer abstrahierten Beschreibung von Herrschaft ein vermeintlich empfehlenswertes Führungsmodell abzuleiten, ist ein Werk von jenen Wirtschaft- und Sozialwissenschaftlern, die die gesamte Geistes- und Kulturgeschichte als Schatzkiste auffassen, die sie je nach Belieben plündern können. Doch selbst dem treugläubigsten Wirtschaftswissenschaftler muss es doch seltsam vorkommen, dass hier eine Managementtheorie auf einen religiösen Begriff aus der Antike zurückgreift. Durch die Säkularisation der religionsgeschichtlichen Konzepte

---

[23] Die Botschaft des Songs „No More Heroes" (The Stranglers 1977/2001), in dem die Stranglers eine ganze Reihe von Helden und Anti-Helden von Shakespeare über Leon Trotzky bis Sancho Panza Revue passieren lassen, erklärte der Texter Hugh Cornwell in seinem Buch „The Stranglers Song by Song" folgendermaßen: „When 'No More Heroes' came out, we refused to sign autographs, because we are saying, "Don't have heroes. Be your own hero."" (Cornwell, Drury 2001: 67) Nach Auffassung eines Musikkritikers bringe der Song„die Richtungslosigkeit der neuen Generation" („Sounds", zit. nach Graf, Rausch 1996: 1258) zum Ausdruck.

von Sohm habe sich Weber „theoretische Probleme" eingehandelt (Weibler 1997: 28). Die Übertragbarkeit des charismatischen Führungsstilmodells auf Wirtschaftsorganisationen steht in Frage. Das Entstehen von Charisma ist an außergewöhnliche Situationen gebunden und entspringt „nicht einem sich beliebig oft wiederholenden Alltagsprozeß" (Weibler 1997: 30). Charisma entsteht bloß, wenn „möglichst viele Organisationsmitglieder eine Situation als speziell (v. a. bedrohlich) wahrnehmen" (Weibler 1997: 30). Das Ergebnis ist, dass dieses Konzept weit von einer bewußten und gezielten Steuerung eines Unternehmens entfernt ist und stark von Zufällen abhängt – eine Idee, die nicht nur dem modernen Qualitätsmanagement völlig entgegenläuft.

7.2 Rettungsversuche

Man könnte nun argumentieren, dass der Charismabegriff wenigstens für die Entwicklung der christlichen Kirche einen ganz besonderen Dienst erwiesen hat, da Charisma oft auch den Bekennern und den Märtyrern, insbesondere jenen, die später selig und/oder heilig gesprochen werden, zugeschrieben wird und diese eine Vorbildfunktion für die Gläubigen haben. Der Charismabegriff ist allerdings selbst in religiösen Zusammenhängen nicht unproblematisch, wie auch das Beispiel des charismatischen, aber nichtdestotrotz geistig erkrankten religiösen Führers Jim Jones, der seine Anhängerschaft zum Massenselbstmord verführte, belegt. Und es handelt sich bei der Tragödie in Jonestown keineswegs um einen Einzelfall. Wie viel problematischer ist die Übernahme von so etwas Mysteriösen und schwer Fassbaren wie „Charisma" in Politik und Wirtschaft! Weder ein Wirtschaftsunternehmen, noch ein Parlament sind eine Kirche; eine Betriebsversammlung ist kein Gottesdienst und eine Dienstanweisung ist keine Predigt.

Die „Hierarchologen" Laurence Peter und Raymond Hull haben das „Peter-Prinzip" definiert, nach dem die Berufskarriere eines Arbeitnehmers zwangsläufig in einen Posten mündet, dem er nicht mehr gewachsen ist; Ursachen hierfür sind falsche Entscheidungen der Personalchefs, unterschiedlich stark ausgeprägte Talente des beförderten Mitarbeiters (ein guter KFZ-Mechaniker muss nicht auch ein guter Werkstattleiter sein; siehe aber auch Kap. 6.3 dieser Arbeit über die Beförderung zur PDL) und fehlende oder schlechte Fort- und Weiterbildungen für angehende oder junge Führungskräfte. Konsequenz aus dieser Einsicht ist eine bessere Weiterbildung der Führungspersonen und insofern ist ein transformationaler Führungsstil immer noch besser als gar kein Führungsstil oder als ein hemdsärmeliger, improvisierter Führungsstil, der knapp am Despotismus vorbeischleift, wie man ihn zuweilen auch in Pflegeeinrichtungen beobachten kann.

7.3 Abschließende Auswertung

Das hohe Ausmaß an Zitaten in dieser Diplomarbeit zeigt, dass das transformationale Führungsstilmodell schon ausgiebig durchdacht, analysiert, reflektiert und kritisiert wurde. Insofern liegt die Innovation dieser Arbeit vor allem darin, die bisher verstreute Kritik zusammenzuführen und systematisch aufzubereiten. Die wissenschaftlichen Kriterien wurden beachtet; dem transformationalen Führungsstilmodell wurde fair eine Bühne gegeben; auf immerhin 18 Seiten wurden Grundbegriffe geklärt, das transformationale Führungsstilmodell historisch hergeleitet und in einen größeren Kontext eingeordnet. Es wurden Argumente für und gegen das transformationale Führungsstilmodell vorgestellt und in einer Diskussion die Qualität der Argumente bewertet. In einem gesonderten Kapitel wurde die Anwendbarkeit des transformationalen Führungsstilmodells auf die Pflegebranche geprüft. Dabei ist es nicht unwissenschaftlich, nach Darstellung eines Modells und Diskussion der Pro- und Contra-Argumenten auch zu einem Fazit und zu einer abschließenden Wertung zu kommen. Die referierte Kritik am transformationalen Führungsstilmodell steht auf einer soliden wissenschaftlichen Basis und die Kritiker/innen sind unbefangen und vorurteilsfrei an die Analyse herangegangen. Die Kritiker/innen Achouri, Hanft, Hentze, Kammel, Tourish, von der Oelsnitz, Weibler und Wunderer waren oder sind als Professoren in verschiedenen Fächern an unterschiedlichen Hochschulen und Universitäten tätig; Schwartz ist in der Direktion einer Universitätsbibliothek beschäftigt und bei den meisten Kritiker/innen ist die Auseinandersetzung mit dem transformationalen Führungsstilmodell aus der Hauptbeschäftigung mit ähnlich gelagerten Themen herzuleiten (Beispiel: von Oelsnitz habilitierte über Unternehmenswandel). Nur zwei Autor/-inn(en) positionieren sich eindeutig sozialpolitisch; Tourish fühlt sich der Tradition der „critical management studies (CLS)" (Tourish 2013: 14) verpflichtet, während Schwartz klar emanzipatorische-feministische Ansichten vertritt.

Der Autor der vorliegenden Schrift verwahrt sich allerdings dagegen, ebenfalls sozialpolitisch kategorisiert zu werden; wie schon im 1. Kap. beschrieben, kam erst bei der Recherche über das transformationale Führunggsstilmodell Skepsis auf.

Vor diesem Hintergrund also folgende Einschätzung: Es scheint ein menschliches Bedürfnis nach Idolen, Vorbildern oder Helden zu geben, das sich am besseren Wissen vorbeimogelt. Doch meistens handelt es sich dabei um pubertäre Schwärmereien, die einem als Erwachsener im Rückblick furchtbar peinlich sind. Manchmal wird es so dargestellt, als ob auch Erwachsene sich in allgemeinen Krisenzeiten der „Heldenverehrung" hingeben, weil ihnen das charismatische Leuchtbild Stabilität und Sicherheit gibt. Hauser charakterisiert die Geführten, die „charismatischen Phänomenen zugänglich" sind, folgendermaßen: „geringes Selbstvertrauen, die Unfähigkeit, Ambiguität zu ertragen, fehlende eigene Überzeugungen, innere Konflikte und Entfremdung" (Hauser 1999: 1013).

Tatsächlich beantwortet der/die charismatische Führer/in die Bedürfnisse der Geführten; jedoch ist die Frage, ob wirklich nur ein „starker Mensch" die Krise meistern kann und ob man nicht eher eine Krise aushalten lernen sollte, anstatt sich einer ominösen Führergestalt anzuvertrauen, die hinter ihrer Heldenmaske es auch nicht wirklich besser weiß. Im Zeitalter der Wissensexplosion, in der man schon Schwierigkeiten hat, in seinem speziellen Fachgebiet auf dem Laufenden zu bleiben, geschweige denn den großen, allgemeinen Überblick zu behalten, kann es keine Helden mehr geben; insofern trägt jeder einen Mosaikstein zum Gesamtbild bei und jeder ist ein bisschen Held. So sagt auch Weibler, dass „eine breite Einbindung von Wissens- und Motivationsträgern gefragt" (Weibler 1997: 32) sei. Jeder, der in Krisenzeiten das Bedürfnis verspürt, sein Schicksal in die Hände einer Leuchtgestalt zu geben, sollte in sich gehen und fragen, ob es nicht auch eine andere Lösung gibt.

Diese Abhängigkeit der „Untergebenen" vom Führenden führt häufig zu einem Mißbrauch der Macht. Der/die charismatisch Führende in Politik und Wirtschaft bringt seinen/ihren „Anhänger/-innen" in der Regel nur Unheil, nutzt sie für seine/ihre eigenen narzistischen Zwecke aus, unterbindet Kritik und Mitsprache und schwört die gesamte Anhängerschaft auf eine nicht hinterfragbare Idee ein.

Selbst der im letzten Kapitel zitierte Horx, dessen „Buch des Wandels" von Lothar Struck polemisch als „Schwafelorgie" einer „rhetorische(n) Windmaschine" (Struck o. J.: 1) abgetan worden ist, stimmt hinsichtlich der Transformationalisten kritische Töne an: „Rund um das höchste Versprechen, Transformation, tummelt sich eine globale Kaste Hyperkreativer und häufig genug, sich hyperkreativ gebender Scharlatane, die Millionengehälter abgreifen. Ihr Versprechen lautet: Wir können ganze Firmenkonglomerate verwandeln, ganze Märkte aus dem Nichts erschaffen! Ökonomie wird auf diesem Wege irgendwann *schwarze Magie*. Manager werden zu Gurus, denen man magische Fähigkeiten zutraut – bis sie im nächsten Gefängnis landen (...)" (Horx 2009: 292)

So schließt sich der Kreis, denn die eingangs in Kap. 1 erwähnten CEOs des Energieunternehmens Enron wurden nach dessen Bankrott zu langjährigen Haftstrafen verurteilt: „Skilling was jailed in 2006 for 24 years, on charges that included conspiracy, securities fraud, false statement and insider trading. (...) Ken Lay was found guilty on ten counts of securities fraud and related charges and faced 20-30 years in prison. He only avoided this by dying of a heart attack before he could be sentenced on 26 October 2006." (Tourish 2013: 117)

Die transformationale Führung benutzt die Umbruch- und Krisenzeit, die angeblich zur Zeit herrscht, als Vorwand, um dem Arbeitnehmer bzw. der Arbeitnehmerin das letzte abzupressen, was an Leistungsvermögen in ihm bzw. ihr steckt. Dabei erinnert die Beschreibung der transformationalen Führung an das Verhalten von Sektenführern. Die transformationale Führung versetzt uns in ein voraufklärerisches Zeitalter zurück, „statt uns den Weg in die neuen Realitäten zu weisen" (Drucker 1989: 136, zit. nach Weibler 1997: 32).

7.4 Die neuen Realitäten: Ausblick und Alternativen

Die neuen Realitäten scheinen ganz gut ohne charismatische Führer auszukommen. Entsprechend der Singularitätstheorie von Ray Kurzweil wird es im Jahr 2045 eine Wissensexplosion geben, die zu einer grundlegenden Veränderung der menschlichen Spezies führt. Der Körper des Menschen würde dann durch zahlreiche technische Prothesen ergänzt, so dass er in seinem Denken zu einer höheren Intelligenz aufsteigen könne. Die Auffassung von Kurzweil wird gelegentlich als Ersatzreligion dargestellt. Ray Kurzweil sprach hierzu mit dem Microsoft-Chef Bill Gates:

„BILL: *Wir müssen auf jeden Fall wegkommen von den überladenen, seltsamen Geschichten der alten Religionen und uns auf einfache Botschaften konzentrieren ... Aber wir brauchen auch noch einen charismatischen Führer für diese Religion.*
RAY: *Charismatische Führer gehören zum alten Modell. Auch davon sollten wir wegkommen.*" (Kurzweil 2013: 385)

Es stellt sich die Frage nach den Alternativen zum transformationalen Führungsstilmodell. Eine eingehende Erörterung der Alternativen führt zu weit vom eigentlichen Thema weg; daher hier nur ganz kurz eine Alternative im Anriss; für mehr reicht auch der Platz auf diesen Seiten nicht aus. Kammel und Hentze schlagen Folgendes als Alternative vor: „An die Stelle positionsgebundener Weisungsmacht treten die zentralen Aufgaben, die verfügbaren Ressourcen optimal einzusetzen, Prozesse effizient zu steuern, die Mitarbeiter zu unterstützen bei der Arbeit („Supportive Leadership"), zu koordinieren, zu moderieren (quasi als „Spielleiter" zu fungieren), die Mitarbeiter entsprechend ihrer Qualifikationen zu fordern und zu fördern." (Kammel, Hentze 1996: 72) Die Führenden haben dann die Aufgabe, die Mitarbeiter/-innen durch „Personalentwicklungsmaßnahmen" zu unterstützen, sie individuell zu coachen, die Arbeitsbedingungen zu verbessern und Partizipation zu ermöglichen (vgl. Kammel, Hentze 1996: 72). „Ein charismatischer Teamführer würde hier nur stören", schließen Kammel und Hentze ihre Betrachtungen (1996: 72).

8 Literaturverzeichnis

Achouri, C. (2011): *Wenn Sie wollen, nennen Sie es Führung. Systemisches Management im 21. Jahrhundert*. Offenbach: Gabal.

Atmani, J.; Schwarzmaier, F. (2012): „Fachkräfte finden und halten". In: *Die Schwester/Der Pfleger* 51/7: 696-699.

Bass, B. M. (1986): *Charisma entwickeln und zielführend einsetzen*. Landsberg/Lech: Verlag Moderne Industrie.

Bass, B. M. (1990): „From Transactional To Transformational Leadership: Learning to Share the Vision". In: Organizational Dynamics 18/3: 19-31.

Bass, B. M. (1985): *Leadership and Performance Beyond Expectations*. New York, London: The Free Press. A Division of Macmillan, Inc., Collier Macmillan Publishers.

Bass, B. M.; Riggio, R. E. (2006): *Transformational Leadership*. 2. Aufl. London, New York: Psychology Press, Taylor & Francis Group.

Bechtel, P. (2012): „Strategien zur Personalbindung. Mitarbeitermotivation ist Chefsache". In: *Heilberufe/Das Pflegemagazin* 64/2: 10-13.

Berndt, A. (2004): *Transformationale Führung*. München: GRIN.

Blanck-Köster, K. (2013): „Erfolgsfaktor Wertschätzung". In: *Die Schwester/Der Pfleger* 52/5: 488-492.

Blessin, B.; Wick, A. (2014): *Führen und führen lassen*. 7., vollst. überarb. Aufl. Konstanz: UVK.

Blessin, B. (2014): „Fallbeispiel 1: Symbolische Führung und Incentives im Vertrieb – das Beispiel Reinhold Würth". PDF zum Download bei Besitz des Buches. In: Blessin, B., Wick, A. (2014): *Führen und führen lassen*. 7., vollst. überarb. Aufl. Konstanz: UVK.

Block, A. (2010): *Transformationale Führung. Möglichkeiten und Grenzen*. München: GRIN.

Bretz, H. (1990): „Moderne Führungstheorien stellen zu sehr auf Rationalität ab. Warum Unternehmen charismatische Manager brauchen". In: *Harvard Manager* 12/1: 110-119.

Bröcker, V. (2014): „Bibel in Stichworten". In: *Spiegel Geschichte* 6/6: 140-141.

Bruhns, A. (2014): „Stachel im Fleisch". In: *Spiegel Geschichte* 6/6: 80-83.

Bünting, K. D.; Karatas, R. (Hrsg.)(1996): *Deutsches Wörterbuch. Mit der neuen Rechtschreibung*. Chur/Schweiz: Isis Verlag.

Burns, J. M. (1978/2010): *Leadership*. New York: HarperCollins.

Burtke, U. (2008): „So werden Sie PDL. Sprung auf der Karriereleiter". In: *Heilberufe/Das Pflegemagazin* 60/7: 48-50.

Buxel, H. (2011): „Wie Pflegende am Arbeitsplatz zufriedener werden". In: *Die Schwester/Der Pfleger* 50/5: 426-430.

Cornwell, H., Drury, J. (2001). *The Stranglers. Song By Song*. London: Sanctuary Publishing Limited.

Cummings, G. G. et al. (2008): „Factors contributing to nursing leadership: a systematic review". In: *Journal of Health Services Research & Policy* 13/4: 240-260.

Cummings, G. G. et al. (2009): „Leadership styles and outcome patterns for the nursing workforce and work environment: A systematic review". In: *International Journal of Nursing Studies* 47/3: 363-385.

Daneke, S. (2014): „BurnOn. Fit für eine starke Führung". In: *Die Schwester/Der Pfleger* 53/2: 186-188.

Dorn, N. (2011): *Langfristiger Unternehmenserfolg durch transformationale Führung. Eine beispielhafte Untersuchung anhand Wendelin Wiedeking und der Rettung der Porsche AG*. München: GRIN.

Downton, J. V. (1973): *Rebel Leadership. Commitment and Charisma in the Revolutionary Process*. New York, London: The Free Press, Collier-Macmillan Publishers.

Dudenredaktion (Hrsg.)(1983): *Der kleine Duden „Fremdwörterbuch"*. 2. Aufl. Mannheim et al.: Bibliographisches Institut.

Dudenredaktion (Hrsg.)(2006): *Duden. Das Herkunftswörterbuch. Etymologie der deutschen Sprache*. 4., neu bearb. Aufl. Mannheim et al.: Dudenverlag.

Dudenredaktion (Hrsg.)(1996): *Duden. Rechtschreibung der deutschen Sprache*. 21., völlig neu bearb. und erw. Aufl. Mannheim et al.: Dudenverlag.

Ebers, M. (2004): *Transformationale Führung. Eine Analyse der Kontextbezogenheit von Führungsstileffektivität*. München: GRIN.

Eckardt, T. (2010): „Aktiv gegen Mobbing vorgehen". In: *Die Schwester/Der Pfleger* 49/5: 492-495.

Ehrlich, S. (2014): „Qualifizierung ist das A und O". In: *Heilberufe/Das Pflegemagazin* 58/2: 57-58.

Elias, N. (1969/1955): *Über den Prozeß der Zivilisation. Soziogenetische und psychogenetische Untersuchungen. Zweiter Band: Wandlungen der Gesellschaft. Entwurf zu einer Theorie der Zivilisation*. Frankfurt am Main: Suhrkamp.

Etzersdorfer, I. (2010): „Rezeptionsprobleme der Max Weber'schen Charismathese in der amerikanischen Political-Leadership-Forschung - eine programmierte Verwirrung?" In: *Österreichische Zeitschrift für Politikwissenschaft (ÖZP)* 39/3: 257-272.

Felfe, J. (2006a): „Transformationale und charismatische Führung - Stand der Forschung und aktuelle Entwicklungen". In: *Zeitschrift für Personalpsychologie* 5/4: 163-176.

Felfe, J. (2006b): „Validierung einer deutschen Version des "Multifactor Leadership Questionnaire" (MLQ Form 5 x Short) von Bass und Avolio (1995)". In: *Zeitschrift für Arbeits- und Organisationspsychologie* 50/2: 61-78.

Fest, J. (2002/2013): *Hitler. Eine Biographie.* Berlin: Ullstein.

Fojcik, T. M. (2008): *Objektive Performancemessung transformationaler Führung.* München: GRIN.

Galatsch, M. et al. (2011): „Gutes Arbeitsklima - zufriedene Pflegende?" In: *Die Schwester/Der Pfleger* 49/5: 500-503.

Gibney, A.; Regisseur (2005): *Enron - The Smartest Guys In The Room.* Dokumentarfilm. Dallas et al.: 2929 Entertainment et al.

Goll, A. (2007): *Der Einfluss der Unternehmensgröße auf Transformationale Führung und den Markterfolg.* München: GRIN.

Graf, C., & Rausch, B. (1996). *Rockmusiklexikon Europa. Band 2. Lake - Zombies.* Frankfurt am Main: Fischer Taschenbuch.

Grunau, J. C. (2006): *Transaktionale versus Transformationale Führung.* München: GRIN.

Haber, P.; Staas, C. (2010): „*Je umstrittener, desto besser. Was taugen die Geschichtsartikel der Online-Enzyklopädie Wikipedia?"* In: *Die Zeit* (Nr. 28 vom 10.6.2010: o. S.). Online im Internet: „http://www.zeit.de/2010/28/Wikipedia-Daten [Stand: 25.11.2014]"

Hanft, A. (1994): „"Führer" ins Management? - Eine kritische Analyse ausgewählter Führungskonzeptionen". In: *Psychologie und Gesellschaftskritik* 18/1: 41-59.

Hauser, M. (1999): „Theorien charismatischer Führung: kritischer Literaturüberblick und Forschungsanregungen". In: *Zeitschrift für Betriebswirtschaft* 69/9: 1003-1023.

Heiden, K. (1936/1980): *Adolf Hitler: eine Biographie. Bd. 1. Das Zeitalter der Verantwortungslosigkeit. Unveränd. Nachdr.* München: Kraus-Thomson Organization.

Hellmann, G. (2014): „Zeit, Zufriedenheit und Kultur". In: *Die Schwester/Der Pfleger* 53/2: 164-166.

Herbst, L. (2010): *Hitlers Charisma.* Frankfurt am Main: S. Fischer.

Herrmann, D.; Felfe, J. (2009): „Romance Of Leadership und die Qualität von Managemententscheidungen". In: *Zeitschrift für Arbeits- u. Organisationspsychologie* 53/4: 163-176.

Hillenkötter, D. (2008): *Ist die Theorie der transformationalen Führung eine Erweiterung des Konzepts der charismatischen Führung?* München: GRIN.

Hochschild, A. R. (2006): *Das gekaufte Herz. Die Kommerzialiserung der Gefühle.* Erw. Neuausgabe. Frankfurt am Main, New York: Campus.

Hollmann, J.; Teigeler, B. (2010): „Kompetente Führungskräfte haben motivierte Mitarbeiter". In: *Die Schwester/Der Pfleger* 49/9: 916-918.

Hornung, J. (2014): „Nachhaltiges Personalmanagement. Pflegekräftefluktuation beginnt am ersten Tag". In: *Heilberufe/Das Pflegemagazin* 66/1: 20-21.

Hornung, J. (2013): Ressource: Mitarbeiter. Personal nachhaltig managen - so gelingt's. *Heilberufe/Das Pflegemagazin* 65/1: 21-22.

Horx, M. (2009): *Das Buch des Wandels. Wie Menschen Zukunft gestalten.* München: Deutsche Verlags-Anstalt.

House, R. J. (1977): „A 1976 Theory of Charismatic Leadership". In: Hunt, J. G.; Larson, L. L. (Hrsg.): *Leadership. The Cutting Edge.* Carbondale et al.: Southern Illinois University Press; Feffer & Simons, Inc.: 189-207.

House, R. J. (1987): „Führungstheorien - Charismatische Führung". In: Kieser, A. et al. (Hrsg.): *Handwörterbuch der Führung.* Stuttgart: Poeschel: 735-747.

House, R. J.; Shamir, B. (1995): „Führungstheorien - Charismatische Führung". In: Kieser, A. et al. (Hrsg.): *Handwörterbuch der Führung.* 2., neugestaltete Aufl. Stuttgart: Schaeffer-Poeschel: 878-897.

Jacobs, P. (2011): „Auf die Akutsituation reagieren wir mit einer breit angelegten Imageoffensive". In: *Die Schwester/Der Pfleger* 50/5: 437.

Janning, M. (2008): „Fit für die Führung. Spagat zwischen Team und Klinik". In: *Heilberufe/Das Pflegemagazin* 60/3: 58.

Josat, S. (2007): „Wenn der Chef zum Coach wird". In: *Die Schwester/Der Pfleger* 46/5: 454-456.

Kaesler, D. (Hrsg.)(1999): *Klassiker der Soziologie. Band I - Von Auguste Comte bis Norbert Elias.* München: C. H. Beck.

Kammel, A; Hentze, J. (1996): „Benötigen Organisationen charismatische Führung?" In: *Zeitschrift für Organisation + Führung* 65/2: 68-72.

Kanning, U. P. (2007): *Wie sie garantiert nicht erfolgreich werden! Dem Phänomen der Erfolgsgurus auf der Spur.* Lengerich et al.: Pabst Science Publishers.

Karipidis, P. (2011): *Charismatische Führung in Unternehmen. Die Persönlichkeit der Mitarbeiter und die Attribution charismatischer Führung*. München: GRIN.

Kilian, R. (2013): *Transformationale Führung in der Pflege als Beitrag zur Managemententwicklung. Empirische Studie zum Führungsstil von Stationsleitungen im Krankenhaus*. Hamburg: Verlag Dr. Kovač.

Klang, C. (2011): *Transformationale Führung. Aktueller Stand der Forschung und Verbindungen zu anderen Theorien*. München: GRIN.

Kost, C. (2013): „Gute Mitarbeiter finden und binden". In: *Die Schwester/Der Pfleger* 52/7: 700-704.

Knüppel, J. (2008): *Fit bleiben in der Führung. Ideen, Impulse, Instrumente. Abschlussbericht eines Projekts der Zentralen Arbeitsgruppe Stations- und Wohnbereichsleitungen (ZAG SL/WBL) des Deutschen Berufsverbands für Pflegeberufe (DBfK)*. Berlin: Deutscher Berufsverband für Pflegeberufe (DBfK) e.V.

Krützen, M. (1995): *Hans Albers. Eine deutsche Karriere*. Weinheim, Berlin: Quadriga Verlag.

Kurzweil, R. (2013): *Menschheit 2.0. Die Singularität naht*. Berlin: Lola Books.

Laban, A.; Schmidt, C. (2014): „Mitarbeiterführung in der Pflege. So motivieren Sie ihr Team". In: *Heilberufe/Das Pflegemagazin* 66:1: 14-16.

Landschek, I. (2011): „Führen und Motivieren". In: *Heilberufe/Das Pflegemagazin* 63/9: 42-44.

Liebel, H. (1978): „Entwicklung und gegenwärtiger Stand der Führungspsychologie". In: *Führungspsychologie. Theoretische und empirische Beiträge*. Göttingen et al.: Hogrefe: 11-25.

Ludwig, C.; Maase, A. (2011): „Nachwuchsförderung für angehende Führungskräfte". In: *Die Schwester/Der Pfleger* 50/6: 602-603.

Lux, V.; Lücke, S. (2014): „Intelligent Führen". In: *Die Schwester/Der Pfleger* 53/2: 178-180.

Marshall, E. S. (2011): *Transformational Leadership in Nursing: From Expert Clinician to Influential Leader*. New York: Springer Publishing Company, LLC.

Matussek, M. (2012): „Das Lodern von innen". In: *Der Spiegel* 66/46: 150-157.

Meißner, T. (2010): „Management versus Mangel". In: *Heilberufe/Das Pflegemagazin* 62/12: 57.

Menge, H. (1910/1975): *Langenscheidts Taschenwörterbuch der griechischen und deutschen Sprache. Erster Teil: Altgriechisch-Deutsch*. Berlin et al.: Langenscheidtsche Verlagsbuchhandlung.

Mersch, R. (2004): *Charismatische Führung*. München: GRIN.

Miertsch, F. et al. (2012): „Leitung will gelernt sein!" In: *Die Schwester/Der Pfleger* 51/2: 181-183.

Müller, H. (2000): „Immer linke Spur". In: *Stern* 53/14: 194-200.

Müller, T. (2010): „Personalnotstand vermeiden! So gewinnen und binden Sie ihr Personal". In: *Heilberufe/Das Pflegemagazin* 62/2: 54-55.

Müller-Laupert, J. (2012): „Finanzielle Leistungsanreize setzen". In: *Die Schwester/Der Pfleger* 51/9: 922-926.

Mutmann, V.; Eberts, E. (2011): „Kraft der großen Bilder. Führen mit Vision". *Die Schwester/Der Pfleger* 50/9: 908-911.

N. N. (kein Datum): „James V. Downton". In: *Wikipedia. The Free Encylopedia (English)*. Online im Internet: „http://en.wikipedia.org/wiki/James_Downton [Stand: 22.7.2014]"

Neuberger, O. (2002): *Führen und führen lassen. Ansätze, Ergebnisse und Kritik der Führungsforschung*. 6., völlig neu bearb. und erw. Aufl. Stuttgart: Lucius & Lucius.

Neuberger, O. (1990): *Führen und geführt werden*. 3. völlig überarb. Aufl. Stuttgart: Ferdinand Enke.

Neuberger, O. (1994): *Führen und geführt werden*. 4., verbesserte Aufl. Stuttgart: Ferdinand Enke.

Nolte, A. (2009): „Schlechte Stimmung - Mitarbeitergesundheit ist Chefsache". In: *Heilberufe/Das Pflegemagazin* 61/4: 42-45.

Nolte, E. (1972): „Führer". In: Ritter, J. (Hrsg.): *Historisches Wörterbuch der Philosophie. Band 2: D-F*. Darmstadt: Wissenschaftliche Buchgesellschaft: 1128-1129.

Oelsnitz, D. (1999): „Transformationale Führung im organisationalen Wandel: Ist alles machbar? Ist alles erlaubt?" In: *Zeitschrift Führung und Organisation (zfo)* 68/3: 151-155.

Paulus [Saul von Tarsus] ([56 n. Chr.]/2011): „Der Brief an die Römer: XII. Kapitel". In: Haffmans, P., & Haffmans, G. (Hrsg.): *Das Neue Testament. Viersprachig: Griechisch, Lateinisch, Deutsch, Englisch*. Berlin, Zürich: Haffmans & Tolkemitt: 644-649.

Platt, D.; Regisseur (2011): „97 Seconds/97 Sekunden". In: *Dr. House*. Season 4, Epis. 3 (insgesamt Episode 73). TV-Serie. Hamburg: Universal Pictures Germany.

Quellmann, R. (2011): „Ein Personalmarketing-Konzept ist der Schlüssel zum Erfolg". In: *Die Schwester/Die Pfleger* 50/5: 439.

Raddatz, H. (Bearb.)(2014): „Briefe an die Leser: Generation Y!" In: *Titanic* 36/12: 12.

Reston, J. (1983): „Washington: Who Advises Reagan?" In: *The New York Times* (27.4.1983).
Online im Internet: „http://www.nytimes.com/1983/04/27/opinion/washington-who-advises-reagan.html [Stand: 25.11.2014]"

Reufsteck, M., Stöckle, J. (2009): *Die kleine House Apotheke II.* Köln: VGS.

Rosenstiel, L. (2001): „Führung". In: Schuler, H. (Hrsg.): *Lehrbuch der Personalpsychologie.* Göttingen et al.: Hogrefe: 317-347.

Ruhl, S.; Teigeler, B. (2011): „Gute Ziele machen zufriedene Mitarbeiter". In: *Die Schwester/Der Pfleger* 50/5: 432-435.

Schiffer, H. (2011): „Wir fördern individuell die berufliche Weiterentwicklung der Mitarbeiter". In: *Die Schwester/Die Pfleger* 50/5: 440.

Schiffmann, M. (2009): *Auf der Suche nach der besten Führungskraft. Grundsätze und Anwendbarkeit des transformatioanlen Führungskonzeptes.* München: GRIN.

Schwartz, J. (2006): *Gender und Charismatischer Führungsdiskurs. Dekonstruktion einer (un)möglichen Verbindung.* Dissertation. Wien: Wirtschaftsuniversität Wien.
Online im Internet: „http://epub.wu.ac.at/1899/ [Stand: 2.6.2014]"

Schwarz, A. (2005): *Von den Tauschtheorien zur Transformationalen Führung. Ein Paradigmenwechsel?* München: GRIN.

Sehm, M. (2009): *Transformationale Führung in der Verwaltung. Vertrauen, Commitment und Führungsstil als Einflussfaktoren auf die Gestaltung von Arbeitsprozessen.* München: GRIN.

Sohm, R. (1892): *Kirchenrecht. Erster Band. Die geschichtlichen Grundlagen.* Leipzig: Duncker & Humblot.

Sohr, S. (2013): *Charisma-Coaching. Leuchten mit Weisheit und positiver Rhetorik.* Berlin: spirit.

Staehle, W. H. et al. (1999): *Management. Eine verhaltenswissenschaftliche Perspektive.* 8. überarb. Aufl. München: Vahlen.

Steyrer, J. (2011): „Jörg Haider - charismatischer Führer, narzistische Persönlichkeit und Rechtspopulist". In: Bliesemann De Guevara, B.; Reiber, T. (Hrsg.), *Charisma und Herrschaft. Führung und Verführung in der Politik.* Frankfurt am Main: Campus: 77-101.

Steyrer, J. (1991): „Tranformationale Führung. Ein neuer Approach in der Leadership-Forschung". In: *Die Unternehmung* 45/5: 334-348.

Struck, L. (o. J.): „Schwafelorgie. Lothar Struck über das neueste Produkt der rhetorischen Windmaschine Matthias Horx `Das Buch des Wandels´". In: *Glanz & Elend - Magazin für Literatur und Zeitkritik*. München: Strandgut Verlag. Online im Internet: „http://www.glanzundelend.de/Artikel/horx.htm [Stand: 3.12.2014]"

Tartler, K. et al. (2004): „Single-source single-method. Was bleibt von den Zusammenhängen zwischen transformationaler Führung und Erfolgsindikatoren". In: Bungard, W. et al. (Hrsg.): *Psychologie und Wirtschaft leben. Aktuelle Themen der Wirtschaftspsychologie in Forschung und Praxis*. München, Mering: Rainer Hampp: 259-263.

Tewes, R. (2011): *Führungswissen ist lernbar. Praxiswissen für Führungskräfte in Gesundheitsberufen*. 2. aktual. Aufl. Berlin, Heidelberg: Springer.

Theobald, M. (2004): „Römerbrief". In: Betz, H. D. et. al. (Hrsg.): *Religion in Geschichte und Gegenwart. Handwörterbuch für Theologie und Religionswissenschaft. Band 7: R-S*. Vierte, völlig neu bearb. Auflage. Tübingen: Mohr Siebeck: 611-618.

The Stranglers (1977/2001): „No More Heroes". In: *No More Heroes*. CD. London: M. Rushent.

Thyer, G. L. (2003): „Dare to be different: transformational leadership may hold the key to reducing the nursing shortage". In: *Journal of Nursing Management* 11/2: 73-79.

Tourish, D. (2013): *The Dark Side Of Transformational Leadership. A Critical Perspective*. London, New York: Routledge/Taylor & Francis Group.

Viehöver, U. (2006): *Der Porsche-Chef. Wendelin Wiedeking - mit Ecken und Kanten an der Spitze*. Frankfurt, New York: Campus.

Weber, M. (2005): *Max Weber Gesamtausgabe. Abteilung I: Schriften und Reden. Band 22-4. Wirtschaft und Gesellschaft. Die Wirtschaft und die gesellschaftlichen Ordnungen und Mächte. Nachlaß. Teilband 4: Herrschaft*. Hanke E.; Kroll, T. (Hrsg.). Tübingen: J.C.B. Mohr (Paul Siebeck).

Weber, M. (2013): *Max Weber Gesamtausgabe. Abteilung I: Schriften und Reden. Band 23. Wirtschaft und Gesellschaft. Soziologie. Unvollendet 1919-1920*. Borchardt, K. et al. (Hrsg.). Tübingen: J.C.B. Mohr (Paul Siebeck).

Weber, M. (1922/2010): *Wirtschaft und Gesellschaft*. Frankfurt am Main: Wunderkammer.

Wehrle, M. (2011/2012): *Ich arbeite in einem Irrenhaus. Vom ganz normalen Büroalltag. 20. Auflage*. Berlin: Econ.

Weibler, J. (1997): „Unternehmenssteuerung durch charismatische Führungspersönlichkeiten? Anmerkungen zur gegenwärtigen Transformationsdebatte". In: *Zeitschrift Führung + Organisation* 66/1: 27-32.

Winand, M.; Siegling, C. (2011): „Entwicklung und Implementierung eines Führungsleitbildes". In: *Die Schwester/Der Pfleger* 50/11: 1123-1125.

Wirth, T. (2007): *Transformationale Führung in kleinen und mittleren Unternehmen.* München: GRIN.

Wunderer, R.; Dick, P. (2003): *Führung und Zusammenarbeit. Eine unternehmerische Führungslehre.* 5., überarb. Aufl. München, Neuwied: Luchterhand.

Yoga Vidya e.V. (Hrsg.)(2014): „Die Gründer des Mainzer Yoga Vidya Centers". Online im Internet: „http://www.yoga-vidya.de/center/mainz/start/tradition.html [Stand: 27.11.2014]".

Printed in the United States
By Bookmasters